# 腧穴针感与临床



李孟汉 著

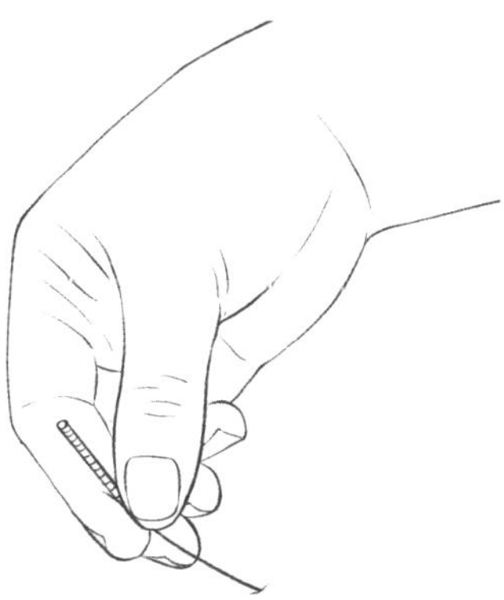

人民卫生出版社
·北京·

图书在版编目（CIP）数据

腧穴针感与临床 / 李孟汉著. -- 北京 ：人民卫生出版社，2025. 8. -- ISBN 978-7-117-38411-7

Ⅰ. R224.2；R245.3

中国国家版本馆 CIP 数据核字第 2025ZS5616 号

| 人卫智网 | www.ipmph.com | 医学教育、学术、考试、健康，购书智慧智能综合服务平台 |
|---|---|---|
| 人卫官网 | www.pmph.com | 人卫官方资讯发布平台 |

腧穴针感与临床

Shuxue Zhengan yu Linchuang

著　　者：李孟汉
出版发行：人民卫生出版社（中继线 010-59780011）
地　　址：北京市朝阳区潘家园南里 19 号
邮　　编：100021
E - mail：pmph @ pmph.com
购书热线：010-59787592　010-59787584　010-65264830
印　　刷：河北宝昌佳彩印刷有限公司
经　　销：新华书店
开　　本：710 × 1000　1/16　　印张：12
字　　数：190 千字
版　　次：2025 年 8 月第 1 版
印　　次：2025 年 9 月第 1 次印刷
标准书号：ISBN 978-7-117-38411-7
定　　价：69.00 元
打击盗版举报电话：010-59787491　E-mail：WQ @ pmph.com
质量问题联系电话：010-59787234　E-mail：zhiliang @ pmph.com
数字融合服务电话：4001118166　E-mail：zengzhi @ pmph.com

# 著者简介

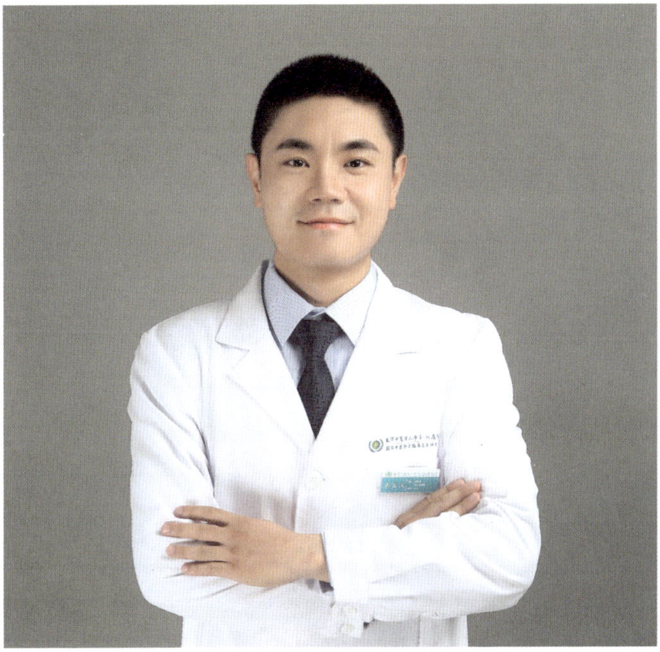

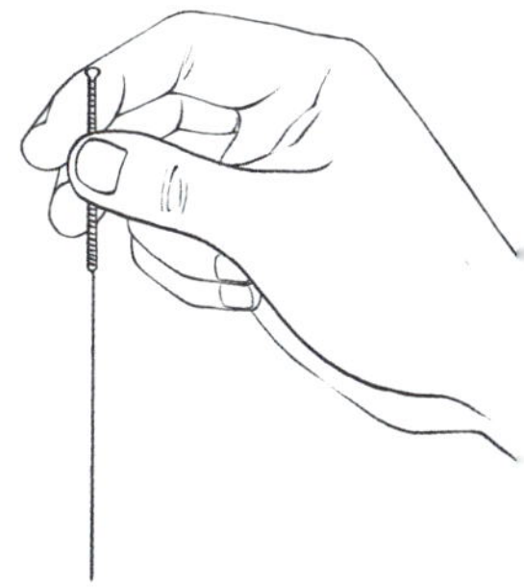

李孟汉，男，山西阳泉人，医学博士，天津中医药大学第一附属医院针灸部副主任医师，硕士研究生导师，第七批全国老中医药专家学术经验继承人，师从石学敏院士。主持省部级等课题4项，参与国家级等课题10项，以第一作者身份发表论文20余篇，其中SCI 8篇，参编著作5部，获专利5项，其中发明专利1项。现任中国民族医药学会健康产业分会常务理事，中华中医药学会健康管理分会委员、养生分会委员，中国整形美容协会中医美容分会理事，中国针灸学会面针专业委员会委员、微创针刀专业委员会委员、针刀产学研创新联盟理事，天津市医疗健康学会脑病专业委员会委员，天津市中西医结合学会医学美容专业委员会青年委员等。

# 石学敏序

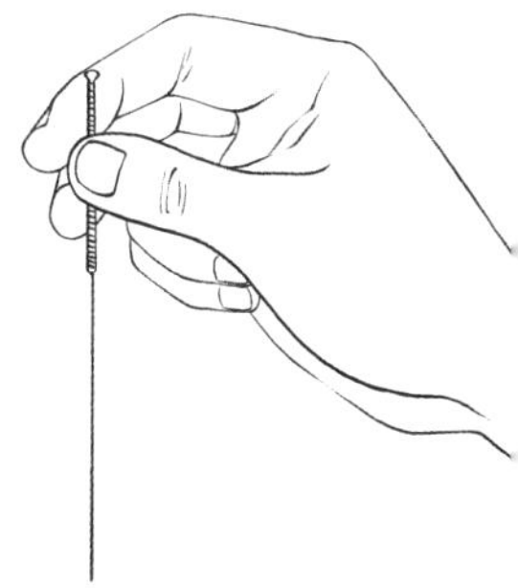

针感又被称为“得气”或“气至”，作为针刺作用起效关键环节及针刺补泻基础，由来已久，相关描述最早见于《黄帝内经》。《灵枢・九针十二原》中提到“刺之要，气至而有效”，强调了气至与针灸疗效的关系。《灵枢・小针解》中还说“针以得气，密意守气勿失也”，说明针刺治疗必须得气，而且要守住气不让丢失。气可以解释为针刺机体引起的感觉或感应。《针灸内篇》曰：“凡针入穴，宜渐次从容而进。攻病者知酸、知麻、知痛，或似酸、似麻、似痛之不可忍者即止。”强调了“不可忍”的限度，针刺不宜过量。

本书从论述针刺产生的针感出发，帮读者重新审视这个相对被教材忽视但十分重要的话题，是对现有著作的有力补充。李孟汉作为我的学术继承人，勤于思考和总结，并善于创新，通过临床实践，阐述个人心得，而且很多内容为首创，颇有新意。书中传统中医理论与现代医学理念互融，个人经验与各家观点相参，旨在汇通中西，继承创新，采撷众长，兼收并蓄，通过阐发针感，指导临床实践，相信会对读者有所启迪。

石学敏

2024 年 8 月 10 日

# 前言

针感是指针灸治疗过程中通过各种操作手法，使患者产生的酸、麻、重、胀等感觉，是决定针刺疗效的关键因素之一。没有针感意味着疗效不佳，即“刺之要，气至而有效”。对于医者来说，用什么样的术式（手法），让患者产生什么样的针感，是决定疗效的关键。

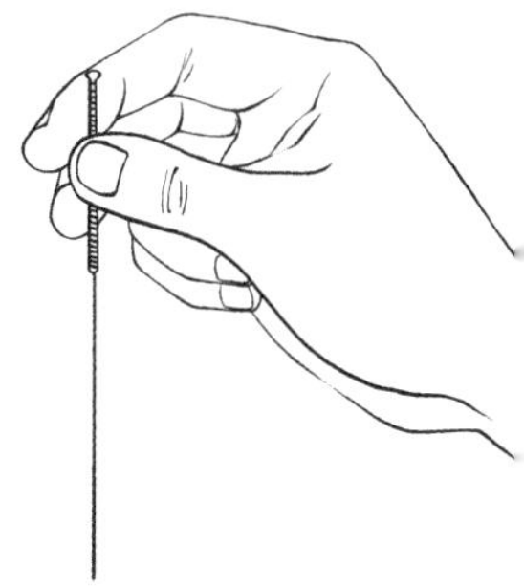

现有针灸方面的著作大多是以经络为主线论腧穴，如分经论述腧穴主治；或者以部位为主线论腧穴，如头面部腧穴、腰背部腧穴等。实际上，针感是针刺取效的关键因素之一，现代医学也认为针感的产生和局部组织结构关系密切，而组织结构又和疗效相关。但包括教材在内的出版物，在谈及针感时篇幅铺陈较少，不能不说是一种遗憾。

本书上篇从针感出发，重新审视和归类腧穴或针刺点，将腧穴或针刺点归入不同针感之中，让“气至病所”更加具象化，贴合临床。笔者根据现代解剖学和神经阻滞理论提出了一些新的治疗点和针刺方法，这些不仅拓展了腧穴的治疗意义，也为针灸治疗提供了更多的可能性。下篇侧重于临床，并介绍了一些疾病治疗的新思路，希望能抛砖引玉，启发读者新的思考。

感谢各位帮助和教诲我的老师，驾驭针感是受李志道教授启发，之后我在临床实践中不断思考，才有今天的成书。感谢孟智宏教授、杜元灏教授、石学敏院士，在和老师们学习的过程中，我获得了宝贵的指导和无私的给予。

冉大为、彭甜甜参与了绘图和整理工作，杨欣铭、蒋伶俐、杨进、陈悦婷、于伟做了其他整理等工作，天津市第一中心医院疼痛科张景卫为本书提供了建议，人民卫生出版社编辑同道也为本书的完成付出了辛苦努力，在此一并表示感谢。

因本人临床经验和理论水平有限，书中观点可能还不成熟，甚至可能存在偏颇或错误之处，敬请专家和广大同仁批评指正（我的电子邮箱：limenghan01@126.com），以便在未来进行修正和完善。

李孟汉

2025 年 4 月

# 目录

## 上篇　腧穴与针感分类



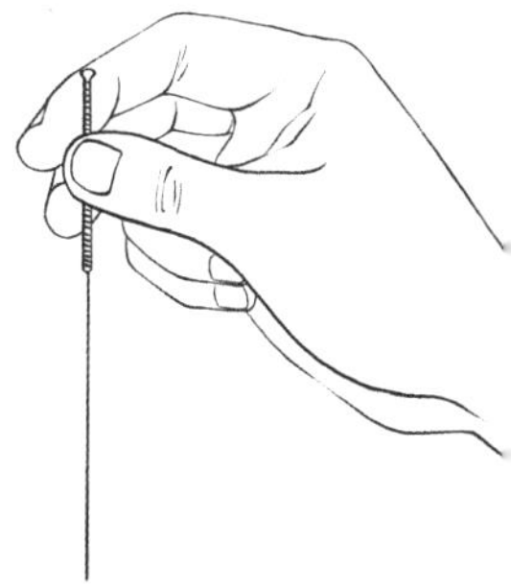

## 下篇　临床与心得

# 上篇

# 腧穴与针感分类

# 第一章
# 针 感 概 述

## 第一节 针感与得气

针感是指针灸针刺入腧穴或其他部位，施以一定的行针手法之后，针刺部位产生的感应。针感是在现代针刺研究中提出的名词，在古代医籍中多称为“得气”或“气至”。在针灸学教材和国家标准中，一般把针感、得气和气至等同看待。如毫针进针后，在腧穴部位所产生的酸、麻、重、胀等感觉称为得气，又称针感或针刺感应。虽然针感一词常与“得气”换用，但严格来说，得气不完全等同于针感。

如同得气分为患者得气和医者得气一样，根据感受对象不同，针感分为患者的自觉针感和医生的手下感。患者的自觉针感有酸、麻、胀、重、痛、热、凉等，有时还出现触电感、蚁行感、震颤、跳动感等。患者的针感不仅限于一种感觉，通常是几种感觉的叠加。医生的手下感多以沉、紧、涩、滞为代表性感觉，此外，还可有触碰感、顶针感、组织突破感、针体运动感等。

从针感和得气涵盖的范围来看，主要有三种观点：①针感=得气；②针感<得气；③针感>得气。

教材基本持第一种观点，将二者等同；一些医家如陈德成把得气分为“显性得气”和“隐性得气”，认为虽然没有针感，但得气反应是体内能量的变化，有治疗效果就是得气的表现，认为得气的范围比针感更广；笔者认为在感觉功能正常的人体上针刺，即使针刺过程非常轻微，都会在患者身上产生感觉，即使没有痛觉，至少会产生触觉，并且医生也有针体碰到不同组织的感觉和落空感（特别在使用针刀的过程中，这种感觉更加明显），故笔者认为凡针刺必有针感，针感范围大于得气。虽然传统意义上的得气一般不包括刺中血管产生的疼痛感，但疼痛感仍属于感觉的范畴，故针感包含得气针感和非得气针感（如疼痛感）。

## 第二节　产生针感的解剖结构

穴位是一个立体结构，穴区下主要包含皮肤、肌肉、结缔组织、神经、血管等多种组织，迄今尚未发现穴位处有特殊组织结构存在。但一般认为穴区组织的形态学特点与非穴区相比具有相对特异性，而穴区下的组织结构是针感产生的物质基础。现代针灸学中腧穴可分为基于神经系统、脉管系统、肌筋膜力线系统的腧穴，以及基于肌筋膜激痛点、肌肉及软组织的腧穴（杜元灏《现代科学视角下的腧穴多态性解析》）。与穴位关系最密切者首推神经和血管，如郭义教授总结穴位有四多特性：神经多、血管多、钙离子多、肥大细胞多。

按针感产生的对象不同，针感分为患者针感和医者针感。患者针感的特点与感受器的类型联系密切。临床中当针刺入皮肤时，患者多表现出疼痛感。因皮肤中的游离神经末梢和毛细血管较为丰富，故产生的针感主要是痛感。当针刺入皮下浅筋膜时，患者会表现出胀感。当针刺入深筋膜层，进入致密结缔组织和肌肉层，患者通常表现出酸胀感。因肌肉丰厚部位的深部生理结构为肌梭，肌腱主要以高尔基腱器官为主，其周围分布的环层小体较多，针刺至肌肉或肌腱，往往产生酸胀感。在浅筋膜和深筋膜层，有丰富的神经和血管，针尖碰到神经出现麻木和走窜传导的感觉，碰到血管表现为尖锐样刺痛。当针尖触及骨膜时，产生较重的疼痛感。而医者针感或医生手下感，可能是针刺过程中引起患者穴区肌肉收缩所产生的。

既往都比较重视患者针感，对医者针感相对忽略。其中原因也和现代针具直径较细有关。根据笔者经验，医生使用针刀的手下感比针灸针丰富得多。即使是直径 0.35mm 的针刀，医生的手下感也和相同直径的针灸针差异很大，针刀可以清楚感受到突破不同组织过程中的突破感，以及松解瘢痕或粘连时的切割感，甚至可以听到“嘎吱”的声响。这种声响对治疗有重要指导意义，因为此种声响一般表明针刀松解的是病变的粘连、瘢痕、挛缩的组织，而声音减少同时伴随手下切割坚韧条索的感觉减弱时，表明针刀此时可能已经切到非病变位置，应停止针刀的继续深入。医者针感对正确判断针刀所到达的部位和组织是很重要的。针刀刺在肌肉上，是柔软的感觉；针刀刺在筋膜和神经上，是柔韧的感觉，类似刺到牛皮筋；针刀刺在病变的结节或条索上，是偏硬的感觉；针刀刺在血管上，是先阻力较大后阻力又突然消失的感觉；针刀刺在组织间隙，是阻力小而空虚的感觉；针刀刺在骨头上，是非常坚硬的感觉。有经验的医生根据这些不同的手感来判断针刀所到达部位的组织结构，同时根据层次解剖和针刀所到达部位的手感来判断针刀是否到达需要治疗的部位。

而通过一段时间针刀的实践操作后，即使再使用针灸针，也会产生更细腻的手下感。因此，笔者建议惯用针灸针的医生也可选择细的针刀感受一下，对提高使用针灸针的手下感是有帮助的。

## 第三节　产生针感的生理基础

穴区组织产生针感的感受器主要有游离神经末梢、肌梭、腱器官、环层小体、关节感受器。实验证实针刺可激活上述感受器，进而由所连接的神经纤维将信号传入中枢。因此，针感的产生和神经密不可分。目前穴区尚未发现特殊的针刺感受器，但穴区组织的形态学特点与非穴区相比具有相对特异性。与穴位关系最密切者首推神经和血管，其中以神经束和游离末梢为多，血管神经可能也参与针刺信号传递。

针感的感觉属性划分也不是简单的问题。人体感觉分为一般感觉（感受器位于皮肤或其深面组织）和特殊感觉（视觉、嗅觉等），一般感觉又分为浅感觉和深感觉。浅感觉主要指来自皮肤黏膜的痛觉、温度觉和触觉，针刺皮肤后产生的痛觉就属于浅感觉，四肢和躯干部浅感觉主要是通过脊髓丘脑束传导，头面部的经三叉丘系传导。深感觉是来自肌腱、肌肉、骨膜和关节的运动觉、位置觉和振动觉，深感觉主要是通过脊髓后索的薄束和楔束传导，学者一般认为针刺入穴位深部后的酸胀感属于深感觉，但笔者认为酸胀感很难归入深感觉中的运动觉、位置觉和振动觉中的任意一种，针感不是一般感觉，不能简单归入浅感觉或深感觉当中，未来仍需要深入研究。

骨骼肌中存在4类传入神经纤维，分别是Ⅰ、Ⅱ、Ⅲ、Ⅳ类纤维，王克模研究表明麻或抽动感多为兴奋Ⅱ类纤维，重胀感多为Ⅲ类纤维，酸感多为Ⅳ类纤维。针感的意义在于指示穴位下的感受器已被激活，针刺刺激已转换为神经信号传向中枢。针感在一定程度上具有指示疗效性质的意义。针感与神经纤维类型相关，而不同类型的神经纤维被刺激后产生的生理反应不同，产生的治疗作用也不同，选择针感对提高针刺调节效应的定向性具有参考意义。潘卫星教授总结前人研究后指出，酸胀感提示细纤维激活，其抗炎、镇痛疗效较佳。电针较易通过强度选择性地控制麻或胀痛感。手针操作对针感的选择不易随意控制，但运针过程多产生混合针感，可激动全部类型的纤维，或许有综合效应之长。以上为患者针感的生理基础。

而医生手下沉紧感产生的原因有两种：一种由于结缔组织缠绕针身产生；另一种产生于针刺后引起的肌肉组织收缩活动。后者可能起主要作用。陆凤燕研究认为施针者手下沉紧感的产生可能是一种类似腱反射的活动，当施针者在肌肉丰厚处穴位施行提插捻转等手法时，不可避免会针刺到肌梭或者肌梭附近组织，使其受到牵拉，并产生牵张反射，导致梭外肌收缩引起局部紧张，从而产生握住针体一样的滞针感。此外，也会引起穴区较大范围内感受器受牵拉刺激而产生更强的患者主观针感。

## 第四节 针感和疗效的关系

针感和疗效的关系密切，学者普遍认为针感和疗效呈正相关，一定范围内针感越强疗效越佳，如《金针赋》“气速效速，气迟效迟”。没有针感疗效相对较差。但传统刺法的毛刺、半刺、扬刺等浅刺法，现代发展的腕踝针和浮针，日式美容针，或在腹部穴位或颈部的星状神经节进行的穴位埋线操作，均没有明显的针感，但临床仍取得不错的疗效，所以不能绝对地把针感看作取得临床疗效的前提。

没有针感并不意味着没有疗效。王少白教授提出糖针（comfortable acupuncture）的概念，指针刺过程中无感或微感的舒适化针灸，因针刺造成的刺激相对较小，没有达到使患者有感觉或感觉不适的程度。这也是海外大部分医生使用的针法，在治疗非疼痛类疾病如情志类疾病、内伤杂病中取得较好的效果。

没有针感或微针感的原因是刺激强度在患者的痛阈之下、神经感觉阈之上，可能意味着针刺对于神经或者环层小体等感受器的刺激偏弱，并不是神经系统对此毫无感应，依然可能通过神经调节发挥治疗作用。此外，针刺起效的生理基础除了神经调节之外还有免疫调节、激素调节（皮肤细胞也可分泌激素甚至神经营养因子等），通过引发局部炎性反应和细胞间物质传递，如肥大细胞释放的细胞因子和钙离子变化等，以产生治疗作用。故笔者认为针感的有无和是否针刺起效没有必然关系。

## 第五节 驾驭针感

### 一、分经得气

杨继洲《针灸大成》曰："有病道远者，必先使气直到病所。"分经得气指针感向着病所方向扩延和传布。笔者认为，分经得气法包括两部分内容。

一是针刺腧穴后针感传到内脏，治疗相应脏腑疾病。虽然有时患者内脏并无明显感觉，但有治疗效应，仍属于分经得气的范畴。

二是指在针刺治疗时刺中神经，使针感传到相应躯干部位来治疗疾病。本法强调根据疾病症状所在躯体的部位，针刺其相应的支配神经。这样可以选择让针感传到某个部位，做到有的放矢，而不是盲目试探。本法要求医者熟悉解剖结构，不仅要求有针感，而且要求针感传到相应部位。笔者在治疗周围神经系统和运动系统疾病时运用本法，疗效令人满意。如同样是坐骨神经痛，疼痛部位不同而要求不同的针感。有的患者胫神经支配区域疼痛明显，有的患者腓总神经支配区域疼痛明显，也有两支神经疼痛都较剧烈者。笔者将坐骨神经痛分为太阳-少阴型和阳明-少阳型。前者为胫神经痛明显，后者为腓总神经痛明显。在针刺环跳时，不能只产生触电感就够了，必须使针感传到相应部位，患者会说"到脚底了"（刺中胫神经），或是"到脚面了"（刺中腓总神经），达到分经得气的目的。又如治疗颈椎病引起的手指麻木，根据麻木部位选取相应穴位。如果是手背拇指、示指和中指桡侧半的近节麻木疼痛，是桡神经受压的表现，针刺尺泽。手掌拇指、示指、中指、无名指桡侧半及手背示指和中指末两节麻木疼痛，是正中神经受压，针刺内关或间使。无名指和小指麻木疼痛，属于尺神经支配的范畴，针刺神门或支正。也可以针刺颈臂[①]、天窗，刺中臂丛神经，使针

① 颈臂，经外奇穴，位于颈部，胸锁乳突肌外缘，锁骨内 1/3 与外 2/3 交点处直上 1 寸。

感传到相应部位，也要分经得气。再如，笔者治疗三叉神经痛的三个主穴是鱼腰、四白、夹承浆，三穴位于眶上孔（切迹）、眶下孔和颏孔上方，分别治疗第一支、第二支、第三支痛，三穴都可刺中神经，产生放射样针感。治疗三叉神经痛时，根据患者表现出来的症状，判断出是哪一支或哪几支神经痛，根据上面介绍的取穴原则，在治疗时不断调整针刺角度和深度扎到相应的神经分支，产生触电感和放射感，令针感到达疼痛区域。虽然需要多次调整针刺角度和深度才能达到要求，所需时间较长，但是疗效较好。

分经得气是驾驭针感治疗疾病的关键步骤，在治疗周围神经系统和运动系统疾病时，分经得气法疗效令人满意。但并非所有的患者都需要这种针感，在治疗过程中应多次和患者沟通，找出最佳针感。值得注意的是，针刺前医者一定要仔细检查针身是否光滑，针尖有无钩刺；在针刺穴位患者出现放射感或触电感后便停止行针或减轻刺激量，不可过分刺激，以免损伤神经。

需要说明的是，并不是所有人都适合分经得气的针刺方法，对于有些患者疗效不佳。如某椎管狭窄致左坐骨神经痛的老年患者，年逾八十，身体虚弱，初始治疗时出现了刺中胫神经和腓总神经的针感，结果患者转日叙述夜间疼痛加剧，一夜不能入睡。后采用轻刺激，不产生触电感，则疼痛大幅度减轻。又如，治疗一些失眠或者有情绪问题的患者，微针感或者弱针感的刺激会取得比强针感更好的疗效，扎完针后患者能安然入睡。

## 二、刺激强度

刺激强度主要和指力、提插捻转的频率和幅度有关。良好的针刺反应是治疗效应的重要标志之一。很多医师认为针感越强，疗效越佳，在大多数时候，针感强弱程度和疗效呈正相关，但对于某些患者，针感过强反而疗效不佳。《伤寒论》中就记载了很多因“烧针”误治而加重的情况（当然也不能完全把火针和刺激强度联系在一起）。笔者在临床中遇到某神经衰弱患者初起治疗时选取神门、内关、三阴交等穴位，都产生很强针感，患者反馈睡眠质量更差。后采用轻刺激，针刺避免扎中神经产生放射感，不实施手法，患者症状才得到改善。又如某脑梗死患者，右侧上下肢肌力 3 级，肢体活动不利，初始治疗时使用直径 0.30mm 毫针，针刺深 25mm 左右，产生的针感与治疗一般的中风患者相同，疗效不佳，后采用非常弱的刺激，使用直径 0.25mm 毫针，针感轻微并且深度较浅时，疗效才好。现代研究也证明，在小鼠足三里位置，低强度电针刺激（0.5mA）可激活迷走神经，而高强度刺激（1~3mA）可激活交感神经反射。也有学者推测在急性炎症病灶部位，强烈刺激的手法会引起肥大细胞脱颗粒和炎症因子的释放，可能会加重局部炎症。临床中也发现，治疗呕吐患者，足三里手法过重可能反而加重呕吐。这些都表明针刺刺激强度须因人而异，不同强度刺激可能产生不同的针刺效应，并非针感越强，疗效越佳，要不断和患者沟通，找出适合于该患者的刺激强度，才能取得满意疗效。

## 三、针刺深度

《灵枢·终始》曰“在骨守骨，在筋守筋”，针刺时应该治于病变所在部位。国医大师程莘农认为针刺浅深问题是毫针刺法的重要技术指标之一，直接决定疗效。病位浅者宜刺浅，病位深者宜刺深。如治疗臀上皮神经炎时针刺深度要浅，刺激皮神经；而治疗梨状肌疼痛时针刺深度要深，因为臀大肌丰满，梨状肌位于臀大肌的深面，非深刺疗效不著。治疗时一般选用 75mm 长的毫针，前者采用斜刺，扩大治疗范围；后者采用直刺，到达病变部位。

## 四、留针时间和方式

不同疾病所需留针时间不同，有很多学者在此方面做了大量研究。《灵枢·终始》篇曰：“久病者，邪气入深，刺此病者，深内而久留之。”对于病程长的疾病，采取长时间留针，可以使针刺刺激的时间延长，更好地激发经气，祛除邪气，从而加强调节疏通经气的作用。面神经炎导致的面肌痉挛是临床顽固性病症之一，其病程多迁延日久，反复发作。笔者治疗这类疾病时，采取长时间动留针法。如治一位面肌痉挛两年余的患者，之前留针时间为 20 分钟，疗效不佳，后留针时间改为 1 小时，中间每隔 15 分钟间断行针，引发其出现面肌抽动后继续捻转行针，直到抽动消失，疗效较好。长时间动留针法的操作目的在于使针感保留时间更长，适用于某些疾病的发作阶段和顽固性疾病。其他学者的研究也表明，对于顽固性疾病，久留针效果优于短时间留针。

## 五、出针方式

出针是针灸治疗的最后一个环节，处理得当，往往能提高疗效。笔者常采用阴性出针法和阳性出针法。阴性出针法出针后无遗留针感，适用于身体虚弱的患者和慢性病，如神经衰弱、更年期综合征、胃溃疡等。阳性出针法出针后有针感遗留，适用于各种实证、急证，留针至规定时间后，出针时仍施行捻转提插等手法，使患者针感如初针之时立即出针。如坐骨神经痛患者，取患侧的环跳、风市、阳陵泉、悬钟。在针刺得气后，每穴按每分钟 180 次的频率、每次 180° 的幅度捻转 2 分钟，留针 2 小时，其间每隔半小时行针一次，其频率、幅度、时间略小于前。留针过程中疼痛明显减轻。出针时仍按初针之时操作。患者反映，出针后十几小时内仍有很强的针感保留，但能抑制疼痛，效果较为理想。

## 六、小结：第一性原理、开车和针感

虽然多数时候产生较强针感和运用分经得气法疗效较好，但是不能一味要求，必须根据患者情况选择合适的刺激强度、针刺深度、留针时间和出针方式。即使有的患者没有产生酸、麻、胀、重、痛、电击感，治疗效果也不一定差。因为这样的刺激属于阈下刺激，虽然不能被大脑皮质感知接受，仍然有治疗效果。对于体质虚弱之人和某些虚弱性疾病，针刺时不需强烈针感也能见效，强烈针感反而疗效不佳。对针感强弱的应用应以“中病即止”为原则，在针刺过程中发现患者的病痛缓解或消失，就是最佳刺激量和最佳针感。针感和疗效有密切的联系，因人、因病、因病程、因时期而异。即使同一种疾病，不同患者和疾病所处不同时期需要不同的针感。在治疗时，要反复与患者交流，在试探中找出适合该患者该时段的针感，从而更好地治疗疾病。

受到窦汉卿“气之至也，如鱼吞钩饵之沉浮”的影响，不少医生往往更重视得气，而有时忽略了疗效。通过针感控制针刺刺激强度和判断针刺到机体的部位、深度，针感是提示治疗效果的“显示器”，而治疗的最终目标是取得良好的临床效果。我联想到亚里士多德提出的“第一性原理”，简单来说就是回归事物的本质。具体到我们临床医生，疗效才是第一性的，而不是针感或者得气，千万不能本末倒置。

再打一个不恰当的比方，医生就像司机，针灸针相当于汽车，患者相当于乘客，医生调节针感相当于通过仪表盘、导航设备调整行进路线，目的就是把乘客安全舒适地带到目的地，而且司机每次只带领一名乘客。一般来说车速越快，到达目的地时间越短，有很多乘客喜欢风驰电掣的感觉，但是有的乘客则习惯上车后便入睡小憩，偏好安安静静、不受打扰的旅途，还有的乘客可能会晕车，会出现不适。因此，在开车途中需要司机询问乘客的感受，并且这段旅程大多数时候需要长途跋涉，司机需要开很久的车，如果这个乘客不喜欢这位司机带来的旅途体验，就可能提前结束这段旅程。所以不论针感强弱，治疗目标都是在患者可以忍受且能够坚持治疗的前提下保证一定的临床疗效。如果刺激虽然强或者单次治疗效果很好，但患者无法耐受，无法按疗程完成治疗，没有令疾病痊愈，反而不如轻微得气或者无明显针感，但患者能够持续完成治疗获得的效果更好。开车超速了就是危险驾驶，同样，得气也分正气和邪气，如果针感太强，超过患者的耐受度，可能就产生反作用。

针灸大夫要能够控制或引导患者产生或者不产生某种针感，产生多强烈的针感，并掌握什么样的针感适合什么样的病的治疗规律。作为临床医生，我们很多人希望在较早的阶段就可以随意控制针感驾驭经气，甚至在刚上临床的初期希望治疗过程中多出现麻、走窜、强烈的酸胀感等现象，以表现自己的技术。但针灸治疗不是炫技，就像一个年轻司机更喜欢追求速度，而随着驾龄的延长，老司机的车开得越来越沉稳。

随着生产力的解放，人们的饮食由粗到细，人们的衣着也从麻演变到棉布、丝绸，变化趋势都是由粗糙到精细。随着科学技术的发展，针具规格的发展趋势也是由大到小，九针中偏细的毫针成为主要治疗工具。2009 年以前我院门诊还经常使用高温消毒的非一次性针具，规格多为 0.35~0.45mm，而现在的一次性使用无菌针灸针规格基本以 0.25~0.30mm 为主，近年来用于面部美容的针具直径甚至为 0.12~0.16mm。这些都说明人们越来越注重就诊的体验。笔者认为，针灸的发展是朝着无菌化、无痛化两个方向，可以从无菌的角度帮助推测针感未来的发展趋势。现代人的无菌意识越来越高，几十年前医生可以隔着衣物扎针，后来发展到医生普遍使用高温消毒后的针灸针，到了现在，一次性使用无菌针灸针成为主流，整体跨度也就是半个世纪。而在美国和日本，医生普遍使用管针进针，进针后医生通常用左手捏住棉球再夹持针身作为固定，或者佩戴一次性手套，避免手指直接和针身接触，笔者在考取美国针灸执照的过程中，洁针考试（Clean Needle Technique，CNT）对针刺过程的无菌要求非常严格。这反映的就是人们对于针刺品质要求的提高。同样，如今越来越多的患者更希望针刺的体验是微痛轻刺激，患者惧怕针灸的一个重要原因是疼，或前几次尚可勉强接受，随着病情有所改善就中断治疗，无法保证疗程，最终没能达到满意疗效。所以无感化的针刺也许是未来的一个发展方向。对小儿、体弱者及老人，都可以先从弱针感针刺开始治疗。

针感的研究是必要的，但在临床或实验研究中所占的比例却最少。郭义教授团队统计发现，截至 2018 年，在针刺作用机制研究中，调节效应方面占 70%，传导整合的研究占 29.98%，穴位启动（感受刺激）的研究只占 0.02%。本书的撰写思路就是肯定现象，掌握规律，指导临床。这也是郭义教授指导我写论文的思路，让笔者非常受益。此书框架是首先阐述针感的各种表现，然后探讨什么样的穴位或刺激方式容易产生什么样的针感，最终的目的是提高临床疗效。

# 第二章 麻、传导样针感及相关针刺点

腧穴和神经密切相关。李鼎先生最早开展此方面研究，发现十二经脉的309个穴位中，位于神经干者有152穴。杜元灏教授在《现代科学视角下的腧穴多态性解析》中指出现代针灸学中腧穴可分为基于神经系统、脉管系统、肌筋膜力线系统的腧穴，以及基于肌筋膜激痛点、肌肉及软组织的腧穴。其中神经是腧穴主要的部分，也是最基本的结构基础。显微解剖表明，几乎所有穴位都有多种神经末梢的感受装置分布，这些感受装置与穴位刺激产生的功能密不可分。神经根、神经干与分支及神经节刺激方法是现代针灸临床常用的选穴方法，可与传统穴位互相补充，提高疗效。本章主要论述和神经干或神经节密切相关的腧穴和针刺点。

## 第一节　头部神经及针刺点

### 一、眶下神经及针刺点（四白）

**【位置】**眶下神经为上颌神经主干的终末支，也是三叉神经在面部众多分支中的一支。可通过四白针刺。

**【取穴法】**四白：属足阳明胃经，在面部，眶下孔处。可以用以下三种方法帮助定位：①眶下孔自眶外缘至上唇上缘中点做一连线，再经瞳孔中心做一垂线，两线的交叉点即为进针点；②眶下缘正下1cm处，距鼻中线3cm处；③瞳孔和唇角连线上的眶下嵴下方可触及一凹陷处，即眶下孔。

取穴时用手指触及并重压凹陷处患者有酸胀感。

**【穴位解剖】**四白在眶下孔处，当眼轮匝肌和提上唇肌之间；有面动、静脉分支，眶下动、静脉；布有面神经分支，当眶下神经处。

**【主治】**传统针刺四白治疗面瘫、面痛、头痛、眩晕、鼻塞、鼻衄、齿痛、目疾痛症等头面五官病症。刺及神经可治疗面神经麻痹、三叉神经痛、鼻炎等。

【刺法及针感】眶下孔多呈半月形、凸面朝外上方，孔口开向前、下、内方。患者呈仰卧位或坐位，常规消毒皮肤后，医者用左手拇指压住眶下缘保护患者眼球，可直刺或微向上斜刺，深度为0.5~1cm。出现酸胀或触电感，如产生上口唇和上牙齿的异常感。

【临床体会】三叉神经第二支上颌神经自三叉神经节前缘的中部发出，穿圆孔而出颅到达翼腭窝，发出颧神经、蝶腭神经及后上牙槽神经分支后，继续前行经眶下裂入眶而称为眶下神经，后穿出眶下孔，到达颜面，分布于下眼睑、鼻翼、上唇的皮肤。故四白穴可治疗三叉神经第二支痛，即上颌神经在面部分布区域出现的感觉异常均可采用本穴。此外，四白穴的应用范围被拓展推广，还可用于治疗精神疾病，如抑郁状态等，如有学者认为针刺四白可兴奋三叉神经脊束核内的神经元从而刺激迷走神经的感受性神经元，起到减缓心率、镇静安神的作用。笔者推测机制与四白穴可刺激三叉神经，而三叉神经可通过脑膜支调节脑组织血流供应，改善相应神经递质如5-羟色胺的释放有关。

## 二、额神经、眶上神经、滑车上神经及针刺点（攒竹）

【位置】额神经是三叉神经第一支眼神经较粗大的分支，行于眶顶骨膜与上睑提肌之间，经面颅的孔隙穿出。其中经眶上切迹穿出者为眶上神经，经滑车上方出眶者为滑车上神经。可通过攒竹进行针刺。

【取穴法】攒竹：属足太阳膀胱经，在面部，位于眉头凹陷中，眶上切迹处。

【穴位解剖】有额肌及皱眉肌；当眶上动、静脉分支处；布有额神经内侧支。

【主治】传统针刺攒竹治疗头痛、眉头痛、目赤肿痛、眼睑下垂、视物不清、口眼㖞斜、呃逆等头面五官病症，笔者还常用于治疗腰痛。刺及神经可治疗头痛、三叉神经痛、面神经麻痹等。

【刺法与针感】患者仰卧位或坐位，在眶上缘内三分之一处寻找眶上切迹或眶上孔，即攒竹位置，作为针刺点。滑车上神经在眶上神经的内侧。常规消毒穴位皮肤后，医者左手保护眼球，右手持毫针经攒竹进针。可直刺0.5cm，或向内平刺1cm可刺中滑车上神经。患者有局部放射感。

【临床体会】攒竹是治疗目疾的常用穴位，此处不再赘述。额神经、眶上神经、滑车上神经与三叉神经的关系为三叉神经→眼神经→额神经→眶上神经、滑车上神经，因此，针刺攒竹是刺激面部三叉神经的另一方式，对治疗由三叉神经病变引起的面部疼痛有较好疗效。攒竹属于足太阳膀胱经腧穴，可以治疗腰痛，我常用运动针法，攒竹向下针刺，这样进针较深，便于行针，并嘱患者活动腰部。

## 三、三叉神经节及针刺点（下关、外地仓）

【位置】位于颅中窝颞骨岩部尖端前面的三叉神经压迹处，为最大的脑神经节（参见图 2-1-1）。可通过下关或外地仓针刺。

【取穴法】下关：属足阳明胃经，在面部，颧弓下缘中央与下颌切迹之间凹陷中。取颧弓中点与下颌切迹中点连线上 1/3 为进针点。外地仓：地仓外 2cm 即口角外侧约 3cm 处。

【穴位解剖】下关当颧弓下缘，皮下有腮腺，为咬肌起始部；有面横动、静脉，最深层为上颌动、静脉；正当面神经额眶支、耳颞神经分支，

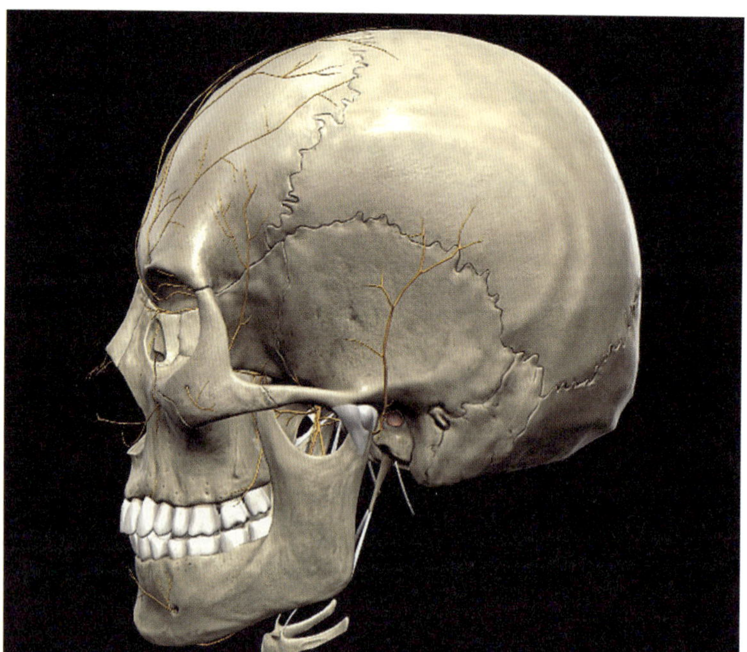

图 2-1-1　三叉神经节示意图（淡黄色）（图片来自万康人体解剖软件）

最深层为下颌神经。

**【主治】**刺及神经可治疗面神经麻痹、三叉神经痛、牙痛等。此外，笔者常将此作为配合头针的“增效穴”，以增加头针疗法的疗效。刺神经可发挥神经调节作用，高血压、哮喘、冠心病、头痛、眩晕、失眠、面肌痉挛、脑卒中吞咽障碍或语言功能障碍等可酌情选用。

**【刺法及针感】**经下关法：患者取侧卧位，局部皮肤先用碘伏消毒，后用 75% 酒精棉球脱碘，采用 0.30mm×75mm 无菌针灸针，从颧弓中点的下缘进针点进针，针尖朝向对侧外耳道方向，或针尖向后倾斜 15°~20°（向前倾斜是针刺蝶腭神经节的方法），向上倾斜 15°~20°，直到针尖达到 45mm 的深度，患者可能会出现上颌部剧痛，表明刺中三叉神经节中部，或在下颌或舌体区域产生放电感，表示针尖已触及下颌神经。

经外地仓法：外地仓为笔者定义的针刺点。患者取仰卧位，以地仓外 2cm 即口角外侧约 3cm 处为进针点，正面针尖对准同侧瞳孔内上方，侧面针尖对准颧弓中点，进针约 6cm，患者可出现上颌部疼痛，表明针刺触到三叉神经节。因硬脑膜包绕三叉神经节后 2/3，且硬脑膜内有少许脑脊液，故注意严格消毒，避免进针过深。此法较经下关法操作难度高，有时会刺入口腔，且有一定危险性，并不要求出现上述针感。

**【临床体会】**针刺头部时所产生的感觉信息是无法直接抵达其对应的大脑皮层的，因颅外软组织由外至内分为皮肤、浅筋膜、帽状腱膜及颅顶肌、腱膜下疏松结缔组织、颅骨外膜，其下为坚硬的颅骨，而颅骨是电与热的不良导体，无法进行针感的传导，因此，头针单纯使用“手针”刺激不可能“穿透颅骨”直接改变相应脑区皮层神经元的电活动。

颅内硬脑膜、软脑膜、蛛网膜及硬脑膜的血管组织，由三叉神经的脑膜支支配，故刺激三叉神经可改善大脑供血，从而改善血流速度，激活和调动脑细胞功能，促进脑组织营养代谢。王舒娅的研究表明，头针对脑源性疾病的治疗优势可能通过感觉初级传入（位于三叉神经节的第一级神经元的轴突反射，其分支的轴突可能分别支配头面部穴位和颅内组织，特别是对脑组织有营养、活性物质直接调控作用的软脑膜）和次级传入（位于三叉神经脊束核第二级神经元突触前的背根反射和突触后的 WDR 神经元的会聚作用），使来自头面部穴位和颅内组织的传入在三叉神经系统的一级、二级神经元发生会聚和相互作用，在病理情况下通过轴突反射和/或背根反射引起神经源性炎性反应及中枢敏化。

头针疗法的产生最初是以现代大脑皮层生理解剖为基础，与在传统的阴阳五行学说和经络理论基础上形成的体针有很大的不同，在治疗时强调要达到一定的刺激强度，这与体针只要求得气就有效明显不同。颅内的感觉主要来源于颅内痛敏结构，如硬脑膜、软脑膜、蛛网膜及硬脑膜的血管组织，由三叉神经的脑膜支支配。而头针的传入信息可能通过三叉神经的头面部传入，与支配脑膜的三叉神经在三叉神经节和三叉神经脊束核发生会聚和相互影响，从而完成对脑膜疾病或脑实质的直接作用。

笔者认为，通过颅顶部头针穴位对三叉神经的刺激不如直接刺激三叉神经节更为直接，可作为头针疗法的“增效穴”，和头针产生协同治疗作用。此法为笔者首创并在临床中取得较好效果，针刺三叉神经节可发挥广泛的神经调节作用，并且可在治疗脑病方面发挥一定优势。

## 四、蝶腭神经节及针刺点（下关）

**【位置】**蝶腭神经节是位于翼腭窝内的副交感神经节。主要由岩大神经（面神经的一支）组成，支配泪腺和鼻黏膜，鼻黏膜的血供部分受蝶腭神经节控制。可通过下关穴针刺。

**【取穴法】【穴位解剖】**见上节。

**【主治】**传统针刺下关治疗头面口病症，耳聋、耳鸣、聤耳等耳疾。刺及神经可治疗鼻炎、面神经麻痹、咽炎、扁桃体炎、头痛等，笔者还用来治疗鼾症（睡眠呼吸暂停综合征）。

**【刺法与针感】**针刺点位于颧弓下缘与下颌骨冠突后缘交界处的体表投影点。拇指按在下颌骨乙状切迹内，指尖处即为进针点。常规消毒，针刺方向与额状面呈 15°，与矢状面呈 75°，与水平面呈 15°，总的进针方向为前内上，朝对侧内眼角方向针刺。缓慢提插，探索进针，当到达蝶腭神经节时，深度约为 55mm，并可获得明显的针感，即同侧目内眦下至口角有麻木、胀、重感，齿痛或放电样酸胀感，同侧面部产生剧烈电击感，鼻内有喷水样感，鼻腔有紧缩感。

**【临床体会】**针刺蝶腭神经节治疗鼻部疾病的技术和方法是由首都医科大学附属北京同仁医院原耳鼻喉科主任李新吾主任医师于 20 世纪 60 年代

创立的。蝶腭神经节是头颈部四大副交感神经节之一，其他三个分别为颌下神经节、耳神经节和睫状神经节，但是其余三个副交感神经节几乎无法通过针刺触及。副交感神经可以调整内脏功能，因此，针刺蝶腭神经节是治疗内科病的重要刺法。针刺蝶腭神经节，其刺激可由感觉神经传入脑干，甚至大脑皮层，通过躯体内脏反射，以及神经内分泌的整体调节达到改善鼻病及其他内科病的作用。蝶腭神经节（现称翼腭神经节）是内脏神经系统内最大的副交感神经节，直径 3~5mm，位于颅骨侧部深达 55mm 的翼腭窝内，在上颌神经的下方，为一扁平的呈粉红或灰色的小结。实际上针灸针直接触碰蝶腭神经节难度较大，因为其在正常人中存在一定变异。一项解剖学研究结果显示，在 12 次针刺操作中，仅 2 次针尖真正触碰到蝶腭神经节。临床疗效的产生主要与针灸针接近蝶腭神经节有关，一旦针具进入翼腭窝外口即进入翼腭窝，针具接近蝶腭神经节的概率约为 75%，亦有一定疗效。刺及神经除用于治疗过敏性鼻炎外，笔者还用此刺法治疗鼾症（阻塞性睡眠呼吸暂停综合征），亦有一定疗效。

## 第二节　颈部神经及针刺点

### 一、面神经及针刺点（翳风）

**【位置】**面神经起自脑干，于脑干腹侧面、桥延沟外侧出脑，后穿面神经管从茎乳孔出颅。其主干穿腮腺实质，后自腮腺前缘呈放射状分布于面部表情肌。可通过翳风进行针刺。

**【取穴法】**翳风：属手少阳三焦经，在颈部，位于乳突下端前方凹陷处。

**【穴位解剖】**有耳后动、静脉，颈外浅静脉；布有耳大神经，深层为面神经干从茎乳孔穿出处。

**【主治】**传统针刺翳风治疗耳鸣、耳聋、口眼㖞斜、口噤等头面五官病症。刺及神经可治疗面神经麻痹、面肌痉挛等。

**【刺法与针感】**患者取仰卧位或坐位，头偏向对侧。准确定位翳风位置后，用 0.25mm×40mm 毫针进行针刺，缓慢进针，使针尖位于茎乳孔下或后方，或在外耳道正下方乳突前 1~2mm 处直刺，深度不超过 2cm，刺中后局部有异感，勿行大幅度提插手法，以免对邻近神经（迷走神经、舌咽神经）产生不良刺激。

**【临床体会】**翳风穴是治疗面瘫的重要穴位，传统翳风的定位是乳突前下方与下颌角之间的凹陷处，但此区域范围略大，读者可参考本书取法，能更有效地刺激到面神经。

## 二、迷走神经及针刺点（翳风、耳穴）

**【位置】**因面神经、迷走神经、舌咽神经皆从茎突附近穿出，与翳风相关，但因神经功能有较大差异，故分别列出。

迷走神经连于橄榄后沟，舌咽神经之下，与舌咽神经、副神经一起穿颈静脉孔出颅。迷走神经是混合性神经，在头、颈、胸、腹部均有分支，是脑神经中行程最长、分布范围最广者，收集并支配着全身大部分器官的感觉和运动（见图 2-2-1）。

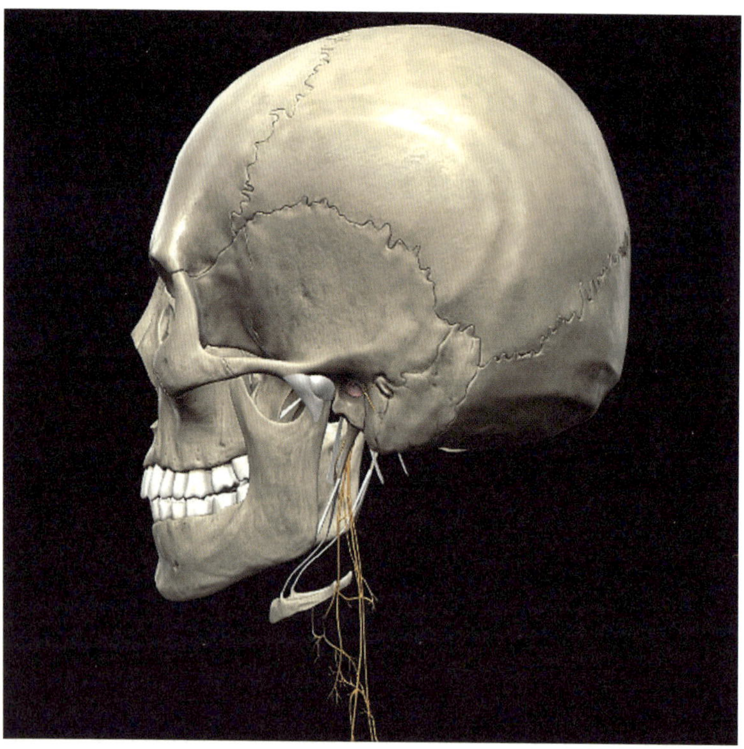

图 2-2-1　迷走神经示意图（图片来自万康人体解剖软件）

**【取穴法】**翳风：属手少阳三焦经，在颈部，位于乳突下端前方凹陷中。

经乳突尖下方、寰椎横突前缘处针刺可获与针刺翳风相似疗效。耳甲分布有迷走神经，取耳甲区耳穴如口、食道、胃、大肠、小肠、心、肾等进行针刺或者电刺激可调节因迷走神经异常状态而引起的机体功能紊乱。

**【穴位解剖】**有耳后动、静脉，颈外浅静脉；布有耳大神经，深层有迷走神经、舌咽神经。

**【主治】**刺及迷走神经可治疗迷走神经分布区域绝大多数的疾病，临床上以心血管系统疾病、呼吸系统疾病、内分泌系统疾病、消化系统疾病为主。

**【刺法及针感】**第一种方法，针刺翳风法。患者采取仰卧位，头转向健侧，以乳突前缘、外耳道下方为刺激点。对皮肤进行常规消毒，用0.25mm×40mm的毫针直刺进针，进针大约1.5cm可触及茎突，随后向后调整进针方向，并注意询问患者的感受，若患者感到局部酸胀，或传至咽部，或耳部胀闷感，说明针尖已经接触迷走神经或舌咽神经，注意不可再过度深刺。

第二种方法，取乳突尖下方、寰椎横突前缘处为刺激点，患者取俯卧位，常规消毒后，选取与上述规格相同的毫针直刺，进针2~2.5cm后针尖即可到达颈静脉孔刺激迷走神经，以患者耳部及头颞部放射性胀痛的感觉为度。

第三种方法，取耳甲区的耳穴（如口、食道、胃、小肠、大肠等）进行浅刺激。患者取坐位，对针刺部位进行常规消毒后，选取0.5~1寸的毫针快速进针，针尖方向视情况而定，以不穿透对侧皮肤为度。患者可有局部热、胀、痛之感，或局部充血红润。

第四种方法，取颈动脉鞘针刺，迷走神经走行于颈动脉鞘中，具体内容可参考下一节相关内容。

**【临床体会】**迷走神经广泛的分布范围，给针刺治疗多种疾病提供了更多可能。上述第一种和第二种针刺迷走神经主干的方式，是对迷走神经走行过程中的较高水平的刺激，可以达到“一针多用”的效果。现有研究发现，针刺可以通过调节迷走神经的功能，发挥调节血压及心率、调整胃肠活动、调节内分泌、抗炎、改善中风后吞咽困难、镇痛、止逆、治疗乳腺增生病、缓解周围性面瘫等作用。此外，经耳迷走神经刺激是近年来的研究热点之一，有证据表明，针刺（包括电针）耳迷走神经对耳鸣、癫痫、老年抑郁症、糖尿病及化疗后呕吐呃逆等均有改善作用。

现代神经解剖学发现，耳穴内脏代表区-耳甲区是人体唯一有迷走神经分布的区域，在外耳门周围、耳轮脚起始部上下、耳甲艇、耳甲腔（即内脏反射区）分布有迷走神经、舌咽神经和面神经的混合支。刺激内脏耳穴区，激活迷走神经耳支，迷走神经传入纤维可将神经冲动传递到孤束核，在孤束核中继后，再上传到中缝背核、臂旁核、海马、前额叶皮质等与抑郁症、癫痫、失眠障碍等脑病相关的脑区。

植入式神经调控技术，包括植入式迷走神经刺激分别于1997年和2005年被美国食品药品监督管理局（FDA）批准用于治疗难治性癫痫和难治性抑郁症，但存在手术风险高、技术难度大、体内异物反应、皮下电池充电困难等问题，且手术及维护费用昂贵。我国学者荣培晶、朱兵团队采用耳穴迷走神经刺激治疗脑病，以经皮耳穴迷走神经刺激（transcutaneous auricular vagus nerve stimulation，taVNS）代替植入式迷走神经刺激的创新方法，已在治疗抑郁症、睡眠障碍、癫痫等疾病中取得较好效果，读者可参考。

需要说明的是，除耳针外，针对迷走神经的针刺手法不宜过强，不建议双侧同时针刺，以免影响血压、心率等。

## 三、迷走神经及针刺点（人迎）

**【位置】**颈动脉鞘上起自颅底，下续纵隔，是颈筋膜向两侧扩展，包绕颈总动脉、颈内动脉、颈内静脉和迷走神经等形成的筋膜鞘。鞘内有颈内静脉和迷走神经贯穿全长。在鞘的下部，颈总动脉位于后内侧，颈内静脉位于前外侧，迷走神经位于二者之间的后方；在鞘的上部，颈内动脉居前内侧，颈内静脉居后外侧，迷走神经居二者之间的后内方（见图2-2-2）。可通过人迎针刺。

**【取穴法】**人迎：属足阳明胃经，在颈部，喉结旁开1.5寸，胸锁乳突肌的前缘，颈总动脉搏动处。

**【穴位解剖】**当颈内、外动脉分歧处，有颈前浅静脉，外为颈内静脉；布有颈皮神经、面神经颈支，深层为颈动脉小球，最深层为交感神经干，外侧有舌下神经降支及迷走神经。

**【主治】**传统针刺人迎治疗高血压、咽喉肿痛、气喘，笔者常用于治疗

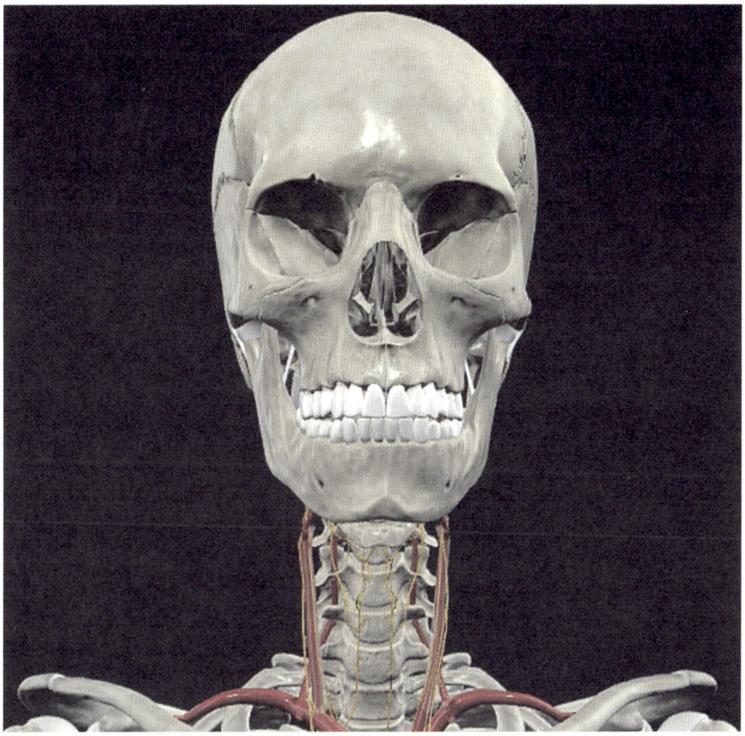

图 2-2-2　颈动脉鞘（图片来自万康人体解剖软件）

心血管系统疾病及美容。

**【刺法与针感】**患者采取仰卧位，平甲状软骨上缘（$C_4$ 颈椎横突），于胸锁乳突肌前缘，避开颈总动脉，直刺 0.5~2cm，局部有酸痛感，可无明显放射感。

**【临床体会】**人迎与迷走神经、交感神经干及颈动脉窦关系密切。迷走神经的治疗作用不进行详述。颈动脉窦是压力感受器，位于人迎穴深部稍上方，针刺人迎可用于降血压。人迎还可以调节头面部的供血，起到美容养颜的效果。人迎为足阳明经腧穴，足阳明经多气多血，又循行头面，“经脉所过，主治所及”，可配合足三里等穴，使面部得到气血滋养和温煦，从而改善肤色。高树中在《一针疗法》中写到山东中医药大学一位教授擅长用人迎穴，不论何种病症，皆让患者仰卧于床上针其人迎穴，针人迎后，许多患者面部有发热感，面色明显好转。我也常在人迎穴处进行穴位埋线或针刀治疗，需要说明的是，使用毫针针刺人迎相对安全，埋线和针刀操作则需要缓慢进针，且需要用左手指腹将动脉拨开，避免损伤动脉，右手持埋线针或针刀触及骨面（$C_4$横突）后进行操作，此处操作容易出血，故针刺后注意适当按压，避免力量过大，以免使迷走神经过于兴奋造成严重低血压或心律失常。操作可参考杨才德《埋线针刀治疗学》中的“分筋拨脉式颈动脉窦埋线术”。此外，人迎位于咽喉旁，“腧穴所在，主治所在”，对于咽部局部病症有效，是治疗咽喉部疾患的常用穴，如《针灸大成》载人迎：“主吐逆霍乱，胸中满，喘呼不得息，咽喉痈肿，瘰疬。”

## 四、舌咽神经及针刺点（翳风）

**【位置】**舌咽神经起自延髓外侧面，经由橄榄体外侧斜向外前方，与迷走神经、副神经一同从颈静脉孔出颅，后下行于颈动、静脉之间，绕茎突咽肌到达舌咽部。翳风位于乳突下端前方凹陷中，故以此作为穿刺点可触激舌咽神经。

**【取穴法】【穴位解剖】【刺法及针感】**见前文。

**【主治】**刺及舌咽神经可治疗舌咽神经痛、高血压、脑卒中引起的吞咽障碍等。

**【临床体会】**舌咽神经属于混合性脑神经，主要传导舌及咽喉部、耳部周围的皮肤感觉，并支配茎突咽肌的运动和腮腺分泌。当舌咽神经受到刺激或损伤时，可以出现舌咽部感觉异常、味觉异常等症状。根据舌咽神经在颅内外的走行，其从颈静脉孔出颅并下行于颈，而颈静脉孔前外侧即是茎突，故从乳突前下方的翳风直刺进针就可直达茎突，后只需稍微调整角度即可对舌咽神经产生刺激，从而缓解相关症状。此外，舌咽神经的部分感觉末梢还分布于颈动脉窦（压力感受器）和颈动脉小球（化学感受器），可调节血压、心脏活动和呼吸运动。当患者患有高血压时，可针刺翳风刺激舌咽神经从而增强对血管壁内压力感受器的刺激，通过神经系统的调节，反射性地使血压下降。翳风的这一“另类”作用，给现今临床针刺治疗高血压提供了新的思路，值得推广应用。

对翳风穴的重要作用，笔者编写一口诀可帮助记忆：

**翳风一穴功效大，乳突前下有个洼。迷走舌咽面神经，内科疾病别忘它。**

## 五、颈部神经根及针刺点（天牖、扶突、天窗、天鼎）

**【位置】**颈部共有8条神经根，它们是由相应的脊髓节段分出前根与后根，在椎间孔汇合成脊神经后，由椎间孔出椎管而成。通过针刺天牖可刺激第2颈神经根，针刺扶突可刺激第4颈神经根。

**【取穴法】**天牖：属手少阳三焦经，在颈部，横平下颌角后方，胸锁乳突肌后缘凹陷中。

扶突：属手阳明大肠经，在颈部，横平喉结，胸锁乳突肌前后缘之间。

天窗：属手太阳小肠经，在颈部，横平喉结，扶突后，胸锁乳突肌后缘。

天鼎：属手阳明大肠经，在颈部，横平环状软骨，胸锁乳突肌后缘。

临床上可通过找横突位置来确定以上针刺点。天牖约平第2颈椎横突，扶突和天窗约平第4颈椎横突，而天鼎约平第6颈椎横突。定位横突方法：将乳突和第6颈椎横突（紧靠锁骨上方，相当于环状软骨水平，易扪及；也可以通过第7颈椎棘突来帮助定位）后之间连线，取乳突尖端下1.5cm，或平下颌角，胸锁乳突肌后方处，即为横平第2颈椎横突的天牖。依次向下（大椎方向）移动，每移动约1.5cm即为下一神经根针刺点。故扶突和天窗分别在乳突下4.5cm处，胸锁乳突肌的前后缘中间或后缘处；天鼎则在乳突下7.5cm，横平环状软骨处。另外，部分著作选取每次下移2cm作为横突位置。如$C_2$：乳突尾侧2cm；$C_3$：乳突尾侧4cm；$C_4$：乳突尾侧6cm。因每人颈部长度不同，笔者建议以解剖标志定位为主，可参考每次下移1.5~2cm的范围辅助定位不同椎体位置。

**【穴位解剖】**天牖：在胸锁乳突肌止部后缘；有枕动脉肌支，耳后动、静脉及颈后浅静脉；布有枕小神经、耳大神经，深层为副神经、颈神经。

扶突：在胸锁乳突肌、颈阔肌中，深层为肩胛提肌起始点；深层内侧有颈升动脉；布有耳大神经、颈横神经（颈皮神经）、枕小神经及副神经。

天窗：在斜方肌前缘，胸锁乳突肌后缘，深层为头夹肌；有耳后动、静脉及枕动、静脉分支；布有颈横神经，正当耳大神经丛的发出部及枕小神经处。

天鼎：在胸锁乳突肌下部后缘，浅层为颈阔肌，深层为中斜角肌起点；有颈升动脉；布有副神经、颈横神经、耳大神经、枕小神经，深层为膈神经的起点。

**【主治】**传统针刺天牖主治目视不明、耳聋、咽喉肿痛、眩晕、瘰疬、颈项强痛；扶突主治咽喉肿痛、暴喑、呃逆、咳嗽、气喘、瘿气；天窗主治耳鸣，耳聋，咽喉肿痛，暴喑，颈项强痛；天鼎主治咽喉肿痛，暴喑，呃逆，瘰疬，瘿气。刺及神经可治疗颈源性头痛、神经根型颈椎病、颈椎关节病等头面五官病或胸廓出口综合征和肩周炎。

**【刺法与针感】**患者取坐位或侧卧位。常规消毒后，取 0.25mm×40mm 的无菌针灸针进行针刺，向颈部正中直刺 2~3cm，可扎到骨面（横突后结节），或向前斜刺至骨面，可以扎到横突前结节，针感为放射感和酸胀感，放射感可达手臂。

**【临床体会】**颈椎横突末端分成前后结节，后结节表浅，方便定位。后结节约在胸锁乳突肌后缘，手指重按一般可触及，横突水平定位为下颌角水平约平 $C_2$ 横突，舌骨水平或 $C_2$ 横突下约 1.5cm 为 $C_3$ 横突，平喉结，平环状软骨上方为 $C_6$ 横突，$C_5$ 横突在 $C_4$ 横突和 $C_6$ 横突中点。$C_2$、$C_4$、$C_6$ 的体表定位较为重要，笔者编了一个简单口诀，“2 角 4 甲 6 环”：$C_2$ 横突平下颌角水平，可以联想为牛羊等有 2 只角；$C_4$ 横突平甲状软骨，故称为 4 甲；$C_6$ 横突平环状软骨上方，可以联想为北京有六环。

笔者个人临床体会，治疗颈椎病，特别是神经根型及交感型颈椎病，取侧方进针效果优于传统夹脊穴针刺，因为本法可直接刺激脊神经及交感神经。天牖、天鼎、天窗、扶突都位于颈部，且天牖属手少阳三焦经，天鼎、扶突属手阳明大肠经，天窗属手太阳小肠经，根据腧穴的局部作用和经络循行及“阳经皆上于头面”，可知以上穴位可以治疗头面颈项部、肩背部的病症。如《针灸大成》载天牖主“暴聋气，目不明，耳不聪，夜梦颠倒，面青黄无颜色，头风面肿，项强不得回顾”，天鼎主“暴喑气哽，喉痹嗌肿，不得息，饮食不下，喉中鸣”，扶突主“咳嗽多唾，上气，咽引喘急，喉中如水鸡声，暴喑气哽”，天窗主“痔瘘，颈痛，肩痛引项不得回顾，耳聋颊肿，喉中痛，暴喑不能言，齿噤中风”。现代解剖表明，上述四个穴位浅层分布有大部分颈丛皮支，如扶突、天鼎有颈横神经，天窗、天牖下有耳大神经、枕小神经，可以通过针刺这四个穴位对颈丛皮支进行刺激，从而治疗疾病。此外，由于臂丛神经在颈项部也有分支，故针刺颈项部也可刺激臂丛神经，从而对相应神经支配部位起到治疗作用。如天鼎下（具体内容见臂丛神经部分穴位），在斜角肌间隙中分布有臂丛神经，当进针 1~2cm 时，可刺中臂丛神经而使放电感下传至肩、上臂、大拇指、次指和中指，因此可以治疗肩背上肢的病症。

另外，前斜角肌位于颈椎外侧的深部，起于 $C_3$—$C_6$ 横突的前结节，止于第一肋骨内缘斜角肌结节。中斜角肌在三个斜角肌中最大最长，起于 $C_2$—$C_7$ 横突的后结节，止于第一肋骨的上面，在斜角肌结节与锁骨下沟之间。由于前、中斜角肌肥厚痉挛或是因为解剖学变异，使斜角肌间隙变小，卡压通过的神经、动脉而出现的症候群称为前斜角肌综合征（胸廓出口综合征的一种类型），会有上肢麻木、疼痛的表现，可以有针对性针刺颈椎横突前后结节的相关肌肉起点。

### 六、颈浅丛神经（耳大神经、枕小神经、颈横神经、锁骨上神经）及针刺点（扶突、天窗）

**【位置】**颈浅丛神经是颈丛神经的一部分，又称为颈丛神经皮支。颈浅丛神经由胸锁乳突肌深面浅出于该肌中点，并分布于颈部皮肤。颈浅丛神经的主要分支有枕小神经、耳大神经、颈横神经（或称为颈皮神经）、锁骨上神经，其中枕小神经分布于枕部及耳郭背面上部的皮肤，耳大神经分布于耳郭及其附近皮肤，颈横神经由 $C_2$、$C_3$ 神经前支发出后横行跨过胸锁乳突肌表面斜向下行分布于颈前部皮肤，锁骨上神经为 $C_3$、$C_4$ 神经前支构成，呈辐射状下行，越过锁骨达胸前壁上份及肩部，分布于颈侧下和胸壁上及肩部的皮肤（见图 2-2-3）。可通过扶突、天窗针刺。

**【主治】**刺及该神经可治疗神经分布区域的病症，如颈椎病疼痛、耳大神经痛、上胸部疼痛（胸闷、憋气）、肩背及上肢疼痛等。

**【取穴法】【穴位解剖】【刺法与针感】【临床体会】**详见上节，针刺深度略浅，一般 1cm 左右可以扎到浅丛。

### 七、枕大神经及针刺点（天柱）

**【位置】**枕大神经为 $C_2$ 神经后支的皮支，经寰枢关节后出椎管，绕过头下斜肌外缘，向上穿过半棘肌和斜方肌及其腱膜到达皮下，分布于枕后和

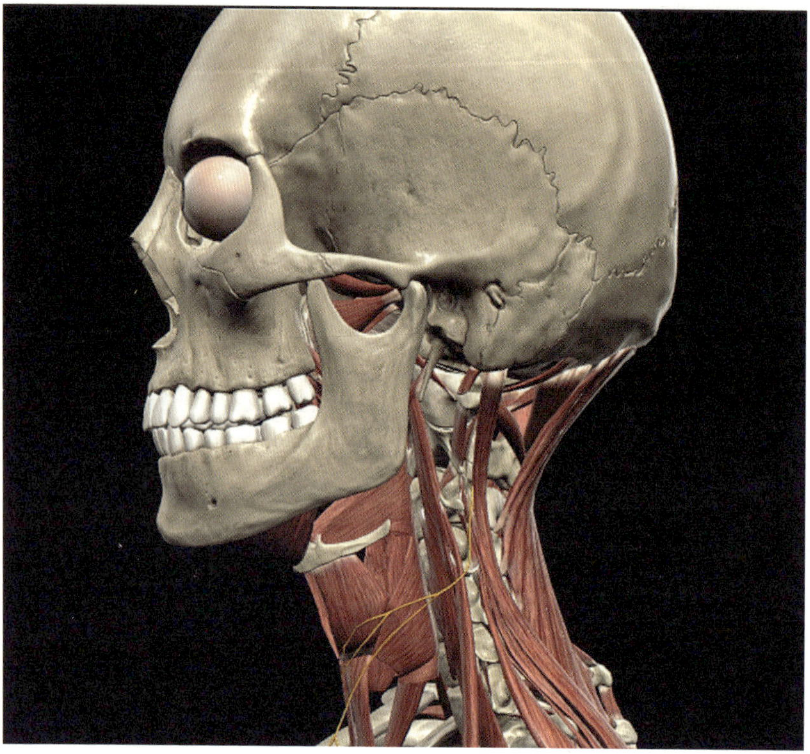

图 2-2-3　颈横神经示意图（图片来自万康人体解剖软件）

项部皮肤（见图 2-2-4）。可取天柱进行针刺。

**【取穴法】**天柱：属足太阳膀胱经，在颈后区，横平第 2 颈椎棘突上际（从枕骨结节向下，第一个触及的凸起是第 2 颈椎棘突），斜方肌外缘凹陷中。或可取乳突与第 2 颈椎棘突连线，将连线三等分，靠近后背正中线的等分点即是枕大神经的针刺点，靠外的等分点为枕小神经针刺点。

**【穴位解剖】**在斜方肌起始部外侧缘，深层为头半棘肌；有枕动、静脉干；布有枕大神经干。

**【主治】**传统针刺天柱治疗头痛、眩晕、目痛、颈项强痛、肩背痛。刺及神经可治疗颈源性偏头痛或其他原因引起的偏头痛、枕大神经痛。

**【刺法与针感】**患者取坐位或者俯伏位，取 0.25mm×40mm 的无菌针灸针直刺，一定深度后可达枕骨，此时患者可能会出现向头顶放射感或酸麻感，表明刺激到枕大神经。

**【临床体会】**现代研究及解剖表明，与天柱相关的解剖结构主要有胸

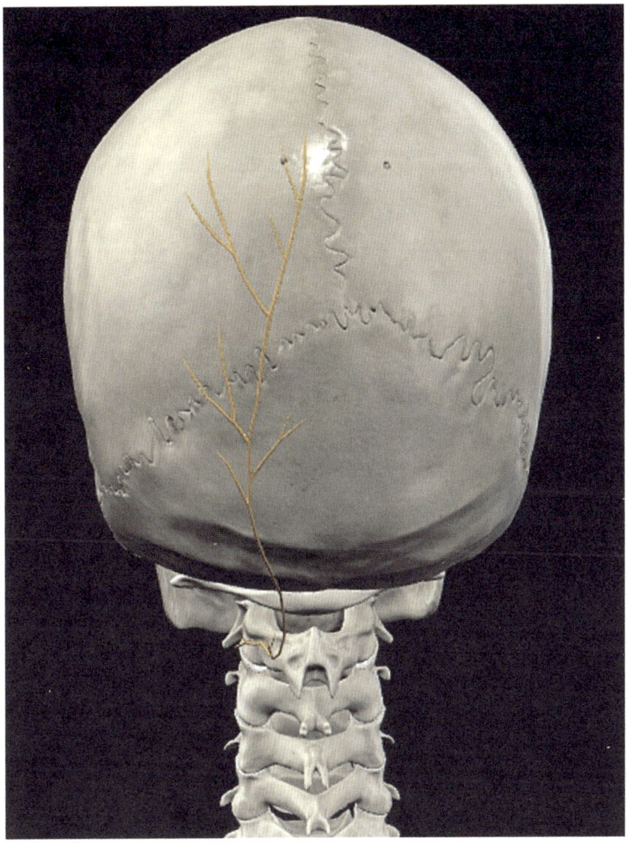

图 2-2-4　枕大神经（图片来自万康人体解剖软件）

锁乳突肌、斜方肌、头半棘肌、枕大神经等，当头颈部长期姿势不当、劳损后，易对枕大神经造成卡压和炎性刺激，而引起头痛症状，故针刺天柱可松解软组织粘连、紧张、痉挛，有效缓解临床症状。此外，《灵枢·经脉》篇云“膀胱足太阳之脉……循肩髆内，挟脊抵腰中”，经脉病候中也有“项、背、腰、尻、腘、腨、脚皆痛”的描述，故而针刺天柱对颈肩腰背腿的病症都有疗效。如王东通过针刺天柱穴配合推拿手法改善腰椎间盘突出症的症状；薄智云通过针刺天柱治疗跟腱挫伤。肌筋膜理论中人体的后表线（superficial back line，SBL）和足太阳膀胱经的循行非常相似，同样能够解释天柱可治疗人体背侧的颈肩腰背腿痛，甚至治疗眼周问题。一个经典的动作，把我们的双手放在头的两边，把拇指放在枕骨下方，将拇指轻轻地放在天柱或者风池附近的浅层肌肉上，闭上眼睛，左右或上下移动眼睛，双手位于耳旁，固定头颅，便可以感受到拇指下细微肌肉张力的变化。如果这种感觉不明显，我们可以稍微用力地睁眼或者闭眼，一般都可感受到。令笔者印象深刻的一个例子是，曾参加一个美式整脊或是某种国外手法的讲座，讲者让受试者面对观众，讲者站在受试者背后，并将手放到受试者枕后，然后让受试者闭眼，当受试者睁眼的时候，讲者和观众说“他把眼睛睁开了”，这便是讲者通过长久的实践获得的细微的感知能力。还可以通过针刀技术松解天柱，从而调节局部气血、疏通经络来治疗枕大神经痛。需要提醒的是，在天柱内侧还有第三枕神经，当患者头痛针刺天柱收效不佳或为了确保疗效，可从颈项侧方直刺以刺激第三枕神经干治疗疾病，读者可参考。

## 八、枕小神经及针刺点（风池）

**【位置】**枕小神经为第 2 颈神经和第 3 颈神经的主要分支，沿胸锁乳突肌后缘上行，分布于枕部及耳郭背面上部的皮肤（见图 2-2-5）。可通过风池针刺。

**【取穴法】**风池：属足少阳胆经，在颈后区，位于枕骨之下，胸锁乳突肌上端与斜方肌上端之间的凹陷中。或取枕大神经针刺点外侧 1cm 处，亦可沿发际取乳突及枕骨大粗隆连线，将连线三等分，外侧的等分点即为枕小神经的针刺点。另有一种定位方法：枕大神经位于第 2 颈椎棘突与乳突连线中点处，枕小神经位于枕大神经外侧 2~2.5cm 处（《针刀医学应用解剖》）。因神经走行存在变异，两种方法均可参考。

**【穴位解剖】**在胸锁乳突肌与斜方肌上端附着部之间的凹陷中，深部为头夹肌；有枕动、静脉分支；布有枕小神经分支。

**【主治】**传统针刺风池治疗耳鸣、耳聋、目赤肿痛、鼻衄、鼻塞头痛、眩晕、中风、癫狂痫、发热、颈项强痛等。刺及神经可治疗颈源性头痛。

**【刺法与针感】**风池穴位于枕项连接处，归属于足少阳胆经，根据“经脉所过，主治所及”的理论可知，风池可治疗头面五官和咽喉部疾病，如《胜玉歌》“头风头痛灸风池”，《备急千金要方》“寸口脉浮，中风发热头痛……针风池、风府”，《类经图翼》言其治“中风不语……汤水不能入口”。现代解剖表明，风池下有枕小神经、枕动脉、椎动脉等结构，这与其可治疗脑血管病或延缓脑血管病的发生密切相关。近年研究发现，针刺风池可调节椎基底动脉血流速度，可用于降压，治疗或改善脑血管后遗症、偏头痛、失眠、面

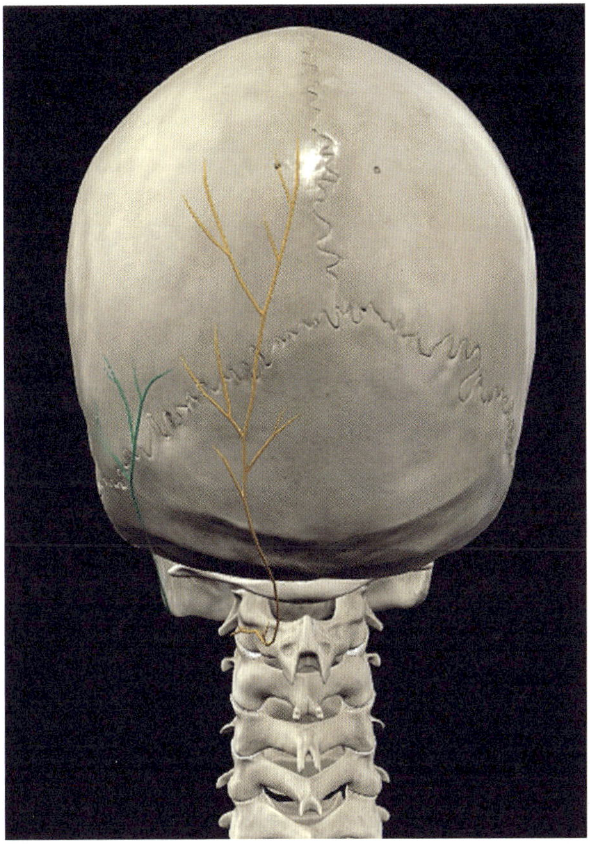

图 2-25 枕小神经（绿）、枕大神经（黄）（图片来自万康人体解剖软件）

痱等疾病。此外，还有一些著作记叙风池与枕大神经关系密切，笔者认为，神经走行本身存在一定变异，并且与腧穴定位不能完全重合，在临床应用时应结合针感传导方向及解剖定位确定所触激的神经。风池和天柱一样，同样可以治疗目疾。李志道教授于 1995 年发表在《针灸临床杂志》上的文章中首次提出“腧穴所在，主治所在”，即任何腧穴都能够治疗腧穴所在部位的局部病症和邻近病症。腧穴的局部治疗作用非常重要，研究学习《针灸大成》《针灸甲乙经》等古籍可见，头部腧穴几乎都有治疗神志、五官疾病的作用。

关于枕小神经、枕大神经、第三枕神经的位置容易混淆，笔者提供一种简易记忆方法。枕大神经为第 2 颈神经的后支，可以记忆为枕大神经（2），枕小神经记忆为枕小神经（1），“1”代表小，然后神经从外而内的分布为 1、2、3，越靠近脊柱越大，即枕小神经、枕大神经、第三枕神经的顺序。另外，臀上皮神经的分布也是这个规律，第 1~3 腰神经的后支的外侧支为臀上皮神经，在穿越髂嵴时，由外而内同样为第 1 腰神经、第 2 腰神经、第 3 腰神经，详细内容参考“臀上皮神经及针刺点”一节。

## 九、膈神经及针刺点（天鼎）

**【位置】**膈神经由 $C_3$—$C_5$ 神经前支构成，先在前斜角肌上端外侧下行，降至前斜角肌下端时行向其内侧，经胸廓上口进入胸腔（见图 2-2-6）。可通过天鼎穴进行针刺。

**【取穴法】**天鼎：属手阳明大肠经，横平环状软骨，胸锁乳突肌后缘，平 $C_6$ 颈椎横突。或者取抬头时显露出的胸锁乳突肌后缘与前斜角肌间隙的锁骨上 2.5~3cm 处。

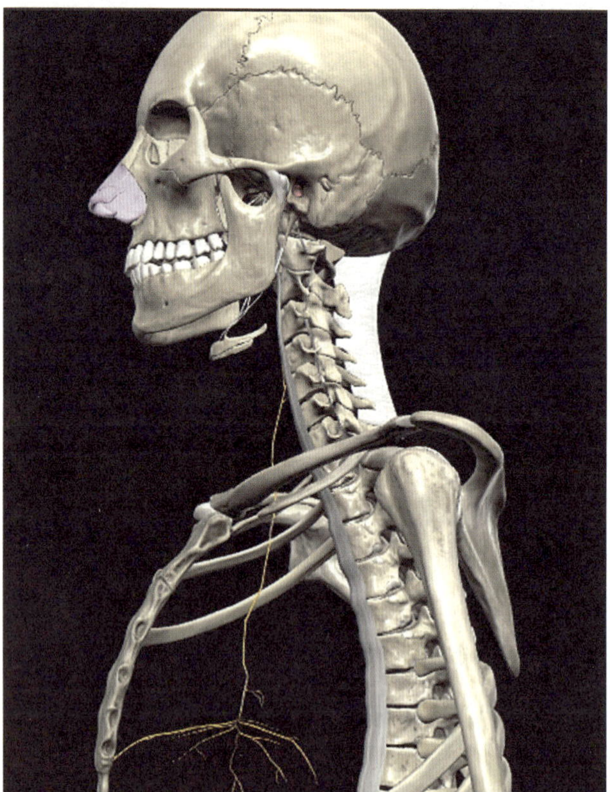

图 2-2-6　膈神经（图片来自万康人体解剖软件）

**【穴位解剖】**天鼎在胸锁乳突肌下部后缘，浅层为颈阔肌，深层为中斜角肌起点；有颈升动脉；布有副神经、颈横神经、耳大神经、枕小神经，深层为膈神经的起点。

**【主治】**刺及神经可用于治疗膈肌痉挛、颈椎病等。

**【刺法与针感】**患者取去枕仰卧位，头转向对侧，常规皮肤消毒，采用0.25mm×40mm 的无菌针灸针进行针刺。操作时，医者左手拇指、示指捏住胸锁乳突肌，胸锁乳突肌后缘为前斜角肌。右手持针沿着胸锁乳突肌和前斜角肌的肌间沟向后内方向平行、缓慢进针（前斜角肌和中斜角肌之间是臂丛神经针刺点，下节有详细叙述），进针深度 2.5~3cm，医者指下可有筋膜刺破之感，有时无明显放射感。

**【临床体会】**膈神经为混合神经，其运动纤维支配膈肌，司膈肌运动，与呼吸运动密切相关。天鼎穴因其下有胸锁乳突肌、前斜角肌、膈神经、肩胛上动脉等结构，故针刺此处也可对膈神经进行刺激以治疗因膈肌引起的顽固性呃逆。

避免双侧同时进针，手法不宜过重，以免影响呼吸功能。

## 十、颈上神经节及针刺点（天容）

**【位置】**颈交感神经节共有 3 对，即颈上、颈中和颈下神经节。3 个神经节所接受的节前纤维并非来自颈神经，而是起自上胸段的脊髓内，经 $T_1$—$T_6$ 及其交通支至胸段交感干，在交感干内上行达颈部交感干至各神经节，与各节内的神经细胞形成突触联系。由各节细胞发出的纤维形成各节分支，并支配其效应器官。颈上神经节在 3 个颈神经节中为最大，呈梭形，长 2cm 以上，位于 $C_2$—$C_3$ 椎体的前外方，位于头长肌前面，颈内动脉后及迷走神经内侧（见图 2-2-7）。可通过天容穴针刺。

**【取穴】**天容：属手太阳小肠经，在颈部，下颌角后方，胸锁乳突肌的前缘凹陷中。

**【穴位解剖】**在下颌角后方，胸锁乳突肌停止部前缘，二腹肌后腹的下缘；前方有颈外浅静脉，颈内动、静脉；布有耳大神经的前支、面神经的颈支、副神经，其深层为交感神经干的颈上神经节。

**【主治】**传统针刺天容治疗耳鸣、耳聋、咽喉肿痛、头痛等。刺及神经可治疗头面部疾病，如脑血管痉挛、脑梗死、阿尔茨海默病及缺血

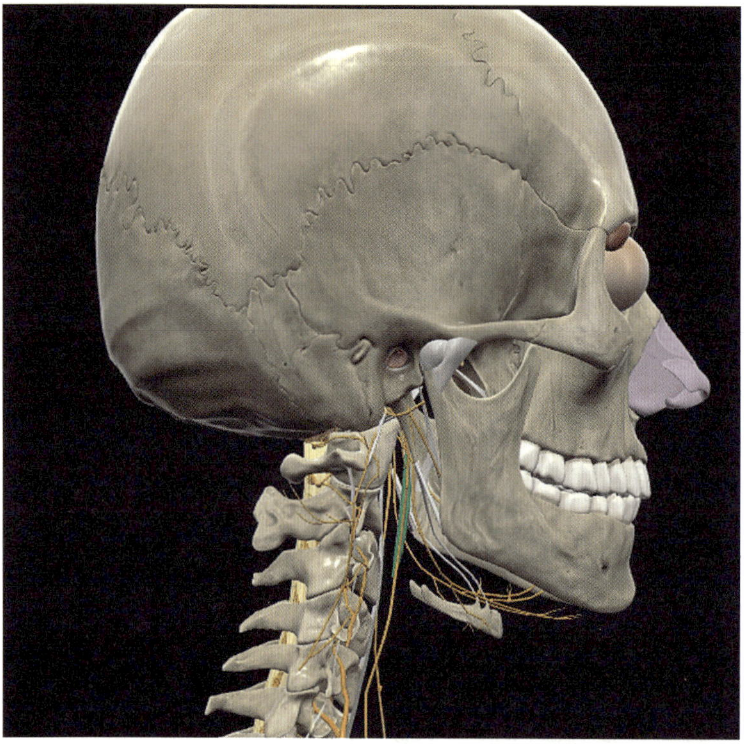

图 2-2-7　颈上神经节（绿色）（图片来自万康人体解剖软件）

性眩晕等脑缺血性疾病，可使脑血流增加，治疗鼻炎、耳鸣、耳聋、咽炎等。

**【刺法与针感】**患者取仰卧位，医生左手示指按压下颌角后方，深部有骨质感觉，此为 $C_2$ 横突。右手持针垂直进针或稍向外侧对准乳突尖下方 1~1.5cm（相当于 $C_2$ 横突）处，进针约 3cm 可触及横突骨质。本穴位无明显放射感，医生可感到针尖触及骨质的抵抗感。

**【体会】**颈上神经节是交感干神经节中最上边的一个，也是 3 个颈神经节中最大的一个。颈上神经节与舌下、迷走和舌咽等神经都有交通支。自颈上神经节发出的主要交感神经分支有颈内动脉神经、颈外动脉神经、颈上心神经。颈内动脉丛入颅后在海绵窦内形成海绵丛，由此发出分支至睫状神经节及颅内动脉，各分支形成大脑中动脉丛及眼丛支配虹膜，大脑中动脉、大脑前动脉、前交通支与颈下神经节一道共同支配基底动脉。因此，颈上神经节可调节大脑血流。

## 十一、星状神经节及针刺点（水突）

【位置】星状神经节是位于 $C_7$ 横突和第一肋骨颈部之前的一组交感神经，由颈下神经节和胸 1 神经节融合而成（见图 2-2-8）。可通过水突针刺。

【取穴】水突：属足阳明胃经，在颈部，横平环状软骨，胸锁乳突肌前缘，当人迎与气舍连线的中点。约位于 $C_6$ 横突前结节处。严格意义上的星状神经节针刺最好在超声引导下进行，通过水突更多的时候是针刺到颈中神经节，但疗效相似，故再次特殊说明。

【穴位解剖】有颈阔肌，在环状软骨外侧，胸锁乳突肌与肩胛舌骨肌上腹的交叉点；外侧为颈总动脉；布有颈皮神经，深层为交感神经及交感干。

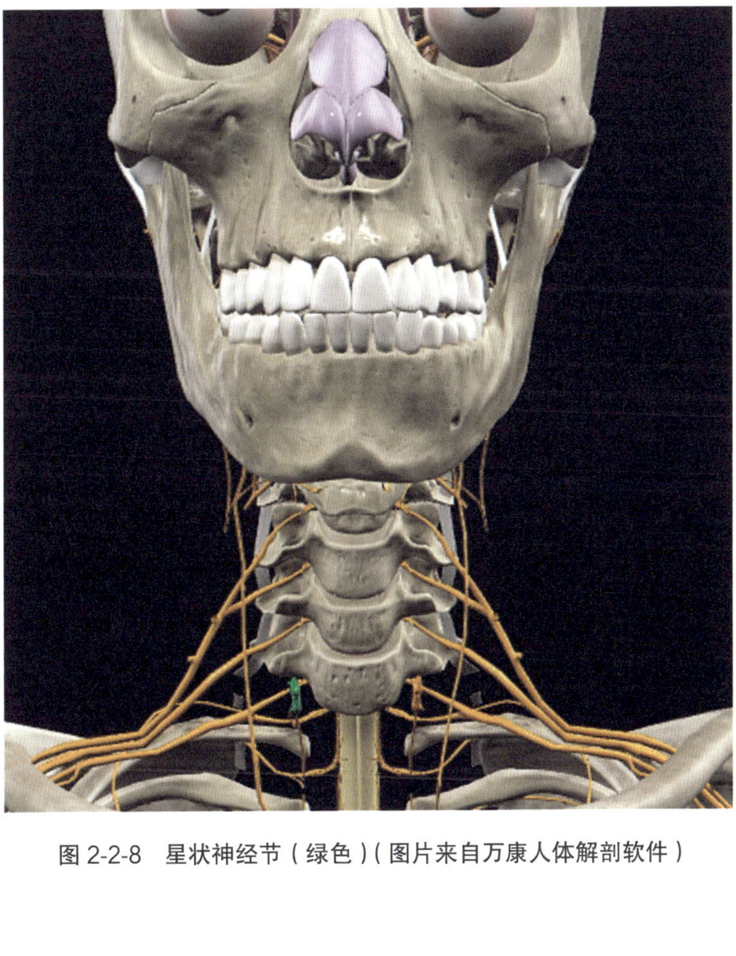

图 2-2-8　星状神经节（绿色）（图片来自万康人体解剖软件）

【主治】传统针刺水突治疗咽喉肿痛，咳嗽，气喘。刺及神经的治疗范围则十分广泛，包括自主神经功能紊乱、原发性高血压、原发性低血压、甲状腺功能亢进、甲状腺功能减退、失眠、全身多汗、眩晕、皮肤瘙痒、脂溢性皮炎、脑卒中后疼痛、多发性硬化、重症肌无力、头痛、周围性面神经麻痹、飞蚊症、视觉疲劳、慢性鼻窦炎、急性鼻窦炎、过敏性鼻炎、扁桃体炎、耳鸣、上肢血液循环障碍性疾病（如雷诺综合征、急性动脉闭塞）、心脏神经症等。

【刺法与针感】患者取仰卧位，平 $C_6$ 横突，胸锁关节上方 2cm 左右，环状软骨旁，即水突穴区皮肤常规消毒后，左手示、中指将颈总动脉与气管分开，下压触及 $C_6$ 横突前结节处直刺，深度 2~3cm，不留针。亦可进行针刀或穴位埋线操作。此处针刺无明显放射感，医生可感到针尖触及骨质的抵抗感。

附穴位埋线操作：患者取仰卧位，施术者佩戴一次性无菌手套，准备一次性 7 号无菌注射针头做埋线套管，将 4-0 号 2cm 可吸收外科缝线放置于注射针头前端，线在针头内外长度保持相同，采用线体旋转对折埋线法或埋线针注线式埋线法。水突穴位于胸锁乳突肌的前缘，当人迎与气舍连线的中点，约位于 $C_6$ 横突前结节处。水突穴区皮肤常规消毒后，以线体旋转对折埋线法为例，左手示、中指将颈总动脉与气管分开，下压触及 $C_6$ 横突前结节，线在针尖处被压形成对折，右手持注射针头直刺，到达 $C_6$ 横突前结节时有明显抵抗感，右手向下快速突破，刺入皮下后，右手持针保持不动，左手指轻轻抬起，则左手指下的皮肤和肌肉上抬，此时线体埋入体内，此时右手旋转并退出针体，出针后将线埋于皮下，创可贴贴敷埋线处穴位。

【临床体会】黄龙祥教授在《新古典针灸学大纲》中写道：“星状神经节阻滞疗法的适应证几乎涵盖了整个针灸疗法治疗的病症；星状神经节阻滞的作用是通过交感神经实现的，至少交感神经是其最主要的机制。如果针灸主治的病症与星状神经节阻滞治疗的病症相重合，则针灸作用的机制也主要通过交感神经实现。”不难看出星状神经节在治疗疾病中的重要性，以及和针灸的联系，但可惜的是，临床上相对忽视了对星状神经节的针刺。

从现代解剖看，水突深部为临床星状神经节阻滞的常用部位，可发挥重要的神经调节作用。星状神经节是位于第一肋骨颈部前方的一组交感神经，由颈下神经节和胸 1 神经节融合而成，临床常通过被阻断的方式以诊断和治疗多种疾病。星状神经节本身位于 $C_7$ 到 $T_1$ 之间，而通常的星状神经节阻滞的位置存在一定争议，学者普遍认为在 $C_6$ 和 $C_7$ 之间部位穿刺与在 $C_7$ 和 $T_1$ 间的星状神经节阻滞的效果相似，而发生不良反应和并发症的概率更低，水突穴恰恰位于此位置，因此，水突穴可以实现对星状神经节及其神经纤维的刺激，但本穴针刺的位置并非完全能刺中星状神经节。水突穴位埋线，可通过针刺的机械刺激和埋线后的生物化学刺激，同时起到短效作用和长效作用。其中短效为针刺刺激作用，针刺水突穴能够提高交感神经兴奋性，发挥神经调节作用。而长效调节主要体现在埋线后的免疫调节作用，埋入体内的线体在吸收的过程中和人体发生免疫炎症反应，增强人体免疫功能。

本穴位针刺时要注意方向，直刺最安全，若针尖向内容易刺中喉返神经，若向外易刺中颈总动脉。一般刺到骨面最为安全，如果深度超过 3cm 仍未抵达骨面，则不宜继续深刺。

针刺手法不宜过重，经验不足者不建议双侧同时针刺。

## 第三节 上肢神经及针刺点

### 一、肩胛上神经及针刺点（外秉风）

**【位置】**肩胛上神经由颈 5、颈 6 神经前支的臂丛上干组成，向后走行至肩胛上切迹处进入冈上窝，绕过肩胛颈切迹至冈下窝。沿途分支支配冈上肌、冈下肌和肩关节（见图 2-3-1）。可通过外秉风针刺。

**【取穴法】**秉风：属手太阳小肠经，在肩胛区，肩胛冈中点上方冈上窝中。

外秉风：笔者经验穴，外秉风为秉风外 1 寸。也可在确定患侧肩胛冈之后，肩胛冈中点略靠外，即肩胛冈作为线段，其外 5/12 的位置即是肩胛上神经的针刺点。

**【穴位解剖】**秉风在肩胛骨冈上窝中央，表层为斜方肌，再下为冈上肌；有肩胛动、静脉；布有锁骨上神经和副神经，深层为肩胛上神经。外秉风解剖结构与之相似。

**【主治】**刺及神经治疗肩背疼痛的相关疾病，包括肩胛上神经卡压，如肩周炎、肩关节撞击综合征、胸廓出口综合征等。

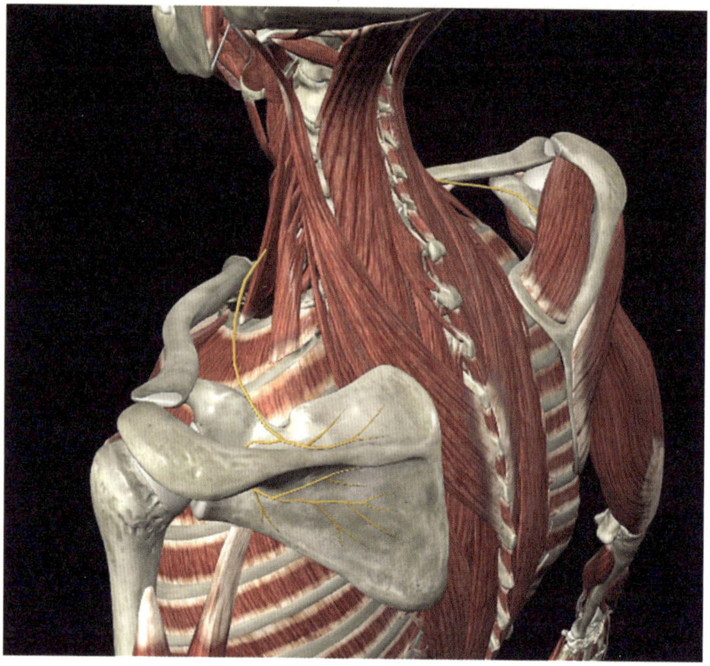

图 2-3-1　肩胛上神经（图片来自万康人体解剖软件）

【刺法与针感】患者坐位，双肩自然下垂。医者确定好针刺点后，选用 0.25mm×40mm 的无菌针灸针直刺，针尖朝向内下方 45°，深度约 3cm，针尖可做扇形移动，寻找肩胛上切迹。此过程中仔细询问患者的感受，当患者出现患侧肩臂或肘部有放射感时，说明针尖刺中肩胛上神经，注意进针深度，即使未出现异感，也停止针刺，避免气胸。

【临床体会】肩胛上神经支配冈上肌及冈下肌，肩胛上神经卡压常表现为肩周钝痛，且不能说清具体部位，肩外展无力。现代解剖表明，外秉风浅层有斜方肌、菱形肌，而深层有肩胛上神经的分支。通过针刺外秉风可对肩胛上神经进行刺激，从而治疗肩周炎等肩部疼痛疾病。

## 二、臂丛神经（肌间沟法）及针刺点（颈臂）

【位置】臂丛神经主要的分支有：胸背神经、胸长神经、腋神经、肌皮神经、正中神经、桡神经、尺神经等。肌间沟法指的是臂丛神经在进入腋窝之前穿行于前斜角肌和中斜角肌之间的肌间沟中，可通过颈臂穴或天鼎穴进行针刺。见图 2-3-2。

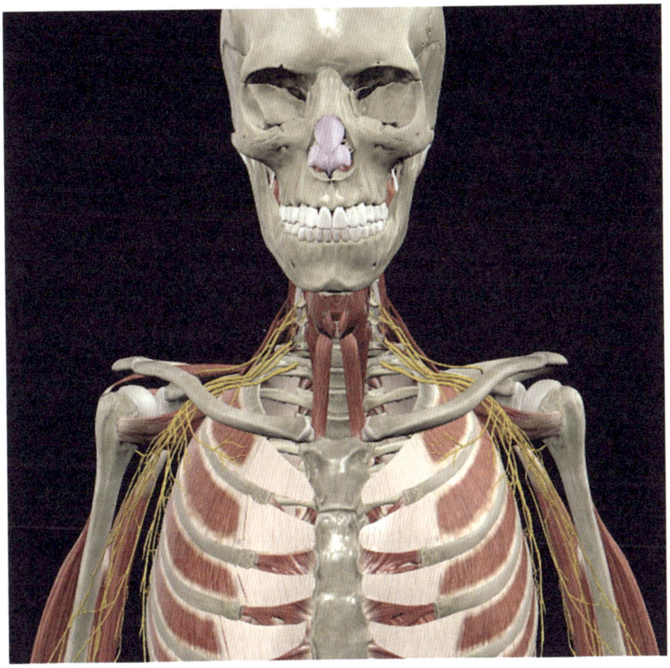

图 2-3-2　臂丛神经（图片来自万康人体解剖软件）

**【取穴法】**颈臂：为现代经外奇穴，临床上有 2 种定位方法。①胸锁乳突肌外缘，锁骨内 1/3 与外 2/3 交点直上 1 寸；②锁骨中点直上 1~1.5 寸，胸锁乳突肌外缘。按照上述方法有时并不能直接刺中臂丛神经。因为臂丛神经位于前斜角肌外侧，并不位于胸锁乳突肌外缘，读者可参考如下臂丛神经肌间沟法：令患者仰卧抬头，头偏向对侧，显露胸锁乳突肌锁骨头，于锁骨头后缘可触及一肌肉即为前斜角肌，在该肌外缘还可触及一肌肉为中斜角肌，二肌之间的间隙即为前、中斜角肌肌间沟，选择环状软骨水平（$C_6$ 横突水平），在此区域取穴（胸锁乳突肌和前斜角肌之间针刺是膈神经的方法，注意区别）。天鼎穴横平环状软骨，胸锁乳突肌后缘。因此在天鼎穴偏后方的位置也可针刺。

**【主治】**刺及神经可治疗颈项部病症如颈椎病，肩臂部疼痛如肩周炎，前臂麻木疼痛，相应神经支配区域感觉运动异常等，包括胸廓出口综合征、脑血管上肢功能障碍等。

**【刺法与针感】**患者去枕仰卧，头偏向健侧，充分暴露颈部。确定好针刺位置后进行常规消毒，医生手指用力下压，患者手臂会出现麻木感，后取 0.25mm×40mm 无菌针灸针垂直皮肤针刺或朝对侧足跟方向直刺，深度约 3cm，至患者出现上肢异常放射感时说明已刺激到臂丛神经干。

**【临床体会】**臂丛神经由颈 $C_5$—$C_8$ 与 $T_1$ 神经根组成，主要支配上肢和肩背、胸部的感觉和运动。臂丛的 5 条脊神经根先从椎动脉及前后横突间肌之间向外侧行，再经前、中斜角肌之间的斜角肌间隙穿出。$C_5$、$C_6$ 于中斜角肌外侧合成上干，$C_7$ 神经延续成中干，$C_8$ 神经和 $T_1$ 神经在前斜角肌后面合成下干。这三干向外下行，越过锁骨后面中部，每干又分为前、后两股。外侧束位于腋动脉的外侧，上干与中干的前股合成外侧束。下干的前段延续为内侧束，此束先在腋动脉后面，然后行到它的内侧。上、中、下三干的后股合成后束，此束位于腋动脉的后面。

臂丛的分支分布于胸上肢肌、上肢带肌、背浅部肌（斜方肌除外）及臂、前臂、手的肌、关节、骨和皮肤。根据臂丛分支发出的位置可分为锁骨上、下两部。锁骨上部主要的肌支有胸长神经、肩胛背神经和肩胛上神经。锁骨下部主要的分支有肩胛下神经、胸内侧神经、胸外侧神经、胸背神经、腋神经、肌皮神经、正中神经、尺神经、桡神经、臂内侧皮神经和前臂内侧皮神经。

臂丛神经（肌间沟法）针刺部位位于颈部，但因与本节关系密切，故在此处介绍。臂丛神经分支多，分布范围广泛，颈肩、胸背及上肢都有其分支，故针刺颈臂可刺激臂丛神经干从而治疗大部分颈肩胸背及上肢的病症，达到一穴多用的目的。值得注意的是，笔者认为现在临床常用下极泉治疗中风上肢活动不利的患者，避开腋毛方便操作，但在痉挛期上肢肌张力高的时候选择下极泉欠妥。因中风后患者遗留的上肢肌张力高为屈肌肌张力高，而下极泉处深部分布的是支配上肢屈肌的正中神经、尺神经及肌皮神经，针刺下极泉可能会加重患者原有的屈肌肌张力高的状态。笔者认为，治疗中风后遗症上肢屈肌肌张力高的患者可针刺其支配伸肌运动的桡神经、腋神经以缓解症状。由于本节讲的是对臂丛神经进行刺激，故可以取更上级的颈臂穴针刺，可整体刺激到腋神经、肌皮神经、正中神经、桡神经、尺神经，起到调节肱二头肌、肱三头肌力量的作用。

胸廓出口综合征是指锁骨下动、静脉和臂丛神经在胸廓上口受压迫而产生的一系列症状，包括前中后斜角肌对臂丛神经的卡压。神经源性症状主要由压迫臂丛神经引起，较血管受压的症状常见。绝大多数患者的主要症状是颈肩疼痛和麻木感、运动无力、手部肌肉萎缩。常被误诊为颈椎病，其实本病并不少见，只是临床医生对此病认识不足。还有不少小儿也患此病，多表现为写字无力或连续书写时间较短。本针刺方法可获得一定效果。

肌间沟法刺激臂丛神经相对较为安全，但一定注意针刺方向，针尖朝内下方，即朝向对侧足跟，这样针尖远离胸膜，且有较高概率刺中臂丛神经，可参考图 2-3-2 中臂丛神经和肺部的关系。对于患有慢性阻塞性肺疾病或者形体偏瘦的老年患者等，更要注意深度。本穴不宜留针。但针感有时局限在肩部或上臂，若微调后仍未出现所需针感，不建议反复进行提插，以免损伤臂丛神经，同时注意控制针刺深度，如果未出现放射感，不建议继续深部针刺，可通过其他针刺点针刺以达到针刺目的。此处应进行快针针刺，避免留针。

因颈臂穴治疗作用广泛，且针灸医生相对陌生，故笔者编写一口诀，可帮助记忆：

**新穴颈臂扎臂丛，前中斜角肌沟间。针向对侧足跟去，颈肩不适笑开颜。**

## 三、臂丛神经（腋下法）及针刺点（极泉）

**【位置】**臂丛神经在腋下围绕腋动脉分成外侧束、内侧束和后束三束，走行过程中发出分支分布到前胸、肩背和上肢的区域，可通过极泉针刺。

**【取穴法】**极泉：属手少阴心经，在腋区，腋窝中央，腋动脉搏动处。

**【主治】**传统针刺极泉治疗心痛、干呕、咽干、瘰疬、胁痛、肩臂痛。刺及神经可治疗颈肩上肢疼痛、颈椎病、脑卒中上肢功能障碍等。

**【穴位解剖】**在胸大肌的外下缘，深层为喙肱肌；外侧为腋动脉；布有尺神经、正中神经、前臂内侧皮神经及臂内侧皮神经。

**【刺法与针感】**患者仰卧位，头偏向健侧，上臂外展 90°，在腋窝最高点触及腋动脉搏动处即是针刺位置。常规消毒后，取 0.25mm×40mm 的无菌针灸针直刺或以 10°~20° 角向腋窝顶斜刺，进针深度 2~3cm，针刺到臂丛神经时患者可出现上肢及肩背的放射感。

**【临床体会】**根据经络循行规律和腧穴的局部作用，因手少阴心经“……复从心系却上肺，下出腋下，下循臑内后廉……”（《灵枢·经脉》），故而极泉可以治疗咽喉、心、上肢及胸胁的病证，正如《针灸大成》所言“主臂肘厥寒，四肢不收，心痛干呕，烦渴目黄，胁满痛，悲愁不乐”。

根据极泉的局部解剖结构可知其下方有臂丛神经干通过，其后有正中神经、尺神经和桡神经等分支，现代研究证明，对极泉行苍龟探穴术可兴奋臂丛神经，改善脑功能，对中风后患者腕、手功能的恢复有较好疗效。上已述及，在中风患者痉挛期时，应当针刺支配上肢伸肌的神经以缓解痉挛状态，此期针刺极泉穴时也应当避免出现刺激到正中神经、尺神经的针感，应以针刺桡神经、腋神经为主。而下极泉处桡神经、腋神经已经分出，只能刺激到正中神经、尺神经、肌皮神经。因此，笔者认为在中风病的痉挛期不可用下极泉完全代替极泉。此处不宜留针。

## 四、臂丛神经（锁骨下前入路法）及针刺点（气户）

**【位置】**臂丛神经尚未进入腋窝之前，行于锁骨之后，可通过气户针刺。

**【取穴法】**气户：属足阳明胃经，在胸部，锁骨下缘，前正中线旁开 4 寸。

**【穴位解剖】**在锁骨下方，胸大肌起始部，深层上方为锁骨下肌；有胸肩峰动、静脉分支，外上方为锁骨下静脉；为锁骨上神经及胸前神经分支分布处。

**【主治】**传统针刺气户治疗咳嗽、气喘、胸痛、胸胁胀满等疾病，刺及神经可治疗呼吸系统病症和上臂远端、前臂和手部的疼痛。

**【刺法与针感】**患者取仰卧位或坐位，首先确定锁骨的外侧肩峰腹侧骨突、锁骨内侧端颈静脉切迹中点，在二者之间做一连线，取其中点，在中点下方紧贴锁骨处为针刺点，即锁骨中点下方，取 0.25mm×40mm 的无菌针灸针垂直针刺，深度约为 3cm 即可触及臂丛神经而诱发上肢放电样感觉。或取锁骨下中点下 2.5cm 的位置，针尖方向朝外、下方向，深度 3cm。见图 2-3-2。为安全起见，针刺方向一定朝向肩关节而不能偏向内侧。

**【临床体会】**气户位于上胸部，其下有臂丛神经干，针刺此处也可刺激到臂丛神经从而治疗相关神经分布区域的病症。针刺方向需要注意，一定不可向内扎，如果未出现放电感，也避免反复试探，以免出现气胸，特别是对于患有慢性阻塞性肺疾病或者形体偏瘦的老年患者等，除极泉外其他针刺臂丛神经主干的方法都需要注意。此处不宜留针。

## 五、腋神经及针刺点（臑俞）

**【位置】**腋神经来源于臂丛后束，与旋肱后动脉向后外方向伴行，穿出腋窝后壁的四边孔（小圆肌、大圆肌、肱三头肌长头和肱骨上端之间围成的孔隙）后至三角肌深面，发出分支支配三角肌和小圆肌，另有分支分布于肩部和臂外侧上区的皮肤，此为臂外侧上皮神经（见图 2-3-3）。腋神经可通过臑俞针刺。

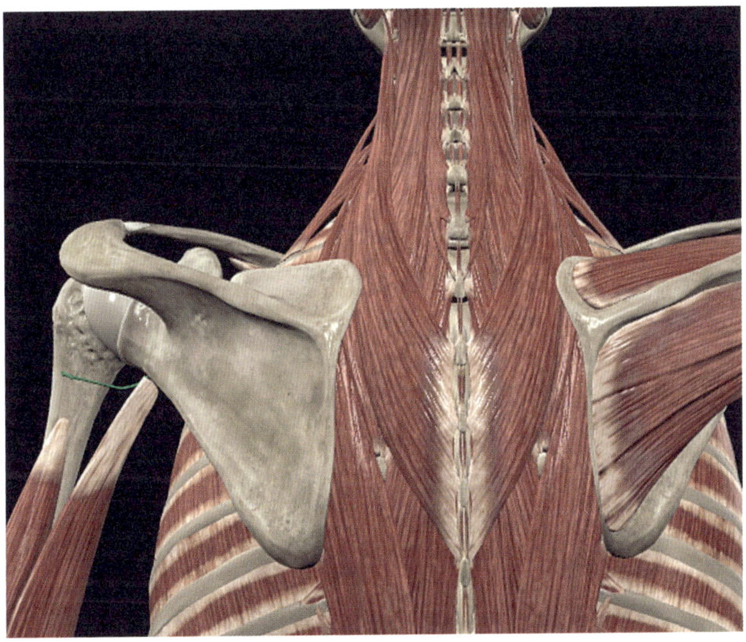

图 2-3-3 腋神经（绿色）（图片来自万康人体解剖软件）

**【取穴法】**臑俞：属手太阳小肠经，在肩胛区，腋后纹头直上，肩胛冈下缘凹陷中。临床上可通过肩峰定位，取肩峰背侧下 3~4cm 为针刺点。

**【穴位解剖】**在肩胛骨关节窝后方三角肌中，深层为冈下肌；有旋肱后动、静脉；布有腋神经，深层为肩胛上神经。

**【主治】**刺及神经可治疗四边孔综合征，多用于肩关节后下部及周围、上臂外侧、三角肌处疼痛等，还可治疗相关脑血管病后遗症，如肩部活动不利、上肢外展受限。

【刺法与针感】患者坐位或侧卧位，医者确定肩峰背侧下 3~4cm 为针刺点，常规消毒后，取 0.25mm×40mm 的无菌针灸针朝喙突方向刺入 2~2.5cm，当患者出现腋部放射异感后，即表明刺激到腋神经。

【临床应用】腋神经受压常表现为肩部疼痛及沉重感，或上肢间歇性疼痛或麻痛，可向下放射。四边孔处有压痛，严重者表现为三角肌萎缩。手太阳小肠经“上循臑外后廉，出肩解，绕肩胛，交肩上”(《灵枢·经脉》)，根据“经脉所过，主治所及”的规律可知，臑俞可治疗肩关节周围的病症，正如《针灸甲乙经》载主“寒热肩肿，引胛中痛，肩臂酸”。腋神经支配三角肌，中风病患者上臂无法外展或肩周炎引起的三角肌疼痛，可以取此穴针刺。肱骨外科颈骨折、肩关节脱位等都可能造成腋神经的损伤，此时患者可表现为上臂无法外展，而针刺臑俞可对腋神经进行刺激，从而治疗因腋神经损伤引起的相关病症。

## 六、正中神经及针刺点（郄门、间使、内关、大陵）

【位置】正中神经来源于臂丛外、内侧束的外侧根、内侧根，与肱动脉伴行。初于腋动脉的外侧，沿着肱二头肌内侧沟下行，后逐渐行于肱动脉内侧降至肘窝。至肘窝处继续向下行于前臂正中，于指浅屈肌、指深屈肌之间抵达腕部（见图 2-3-4）。之后继续于桡侧腕屈肌和掌长肌腱之间下行，并进入腕管，最后分布于手掌。可通过郄门、间使、内关、大陵针刺。

【取穴法】上述四个针刺点均属于手厥阴心包经，具体定位是：

郄门：在前臂前区，腕掌侧远端横纹上 5 寸，掌长肌腱与桡侧腕屈肌腱之间。

间使：在前臂前区，腕掌侧远端横纹上 3 寸，掌长肌腱与桡侧腕屈肌腱之间。

内关：在前臂前区，腕掌侧远端横纹上 2 寸，掌长肌腱与桡侧腕屈肌腱之间。

大陵：在前臂前区，腕掌侧远端横纹上，掌长肌腱与桡侧腕屈肌腱之间。

当令患者握拳屈腕时，即可明显看到掌长肌腱与桡侧腕屈肌腱，在肌腱之间根据腧穴定位确定针刺点即可。

【穴位解剖】郄门、间使、内关均在桡侧腕屈肌腱与掌长肌腱之间，浅部有指浅屈肌，深部为指深屈肌；有前臂正中动、静脉，深部为前臂掌侧骨间动、静脉；布有前臂内侧皮神经，其下为正中神经，深层有前臂掌侧骨间神经。

大陵在桡侧腕屈肌腱与掌长肌腱之间，有拇长屈肌和指深屈肌腱；有腕掌侧动、静脉网；布有前臂内侧皮神经、正中神经掌皮支，深层为正中神经本干。

**【主治】**传统针刺上述穴位治疗心痛、胸闷、心动过速或过缓等心系病证；胃痛、呕吐、呃逆等胃腑病证；中风，偏瘫，眩晕，偏头痛；失眠、郁证、癫狂痫等神志病证；肘、臂、腕挛痛。刺及神经可治疗肘臂疼痛麻木等病症，如腕管综合征、颈椎病等。

**【刺法与针感】**患者坐位或仰卧位，前臂伸直，露出肘面及前臂内侧面。确定针刺位置后，取 0.25mm×40mm 的无菌针灸针直刺 1~2cm，针下可有阻滞感，即为触及深筋膜。此时继续缓慢进针，患者可有手掌麻木触电感。

**【临床体会】**此四个针刺点同属手厥阴心包经，根据经脉循行规律“其支者，循胸出胁，下腋三寸，上抵腋下，循臑内，行太阴少阴之间，入肘中，下臂，行两筋之间，入掌中，循中指出其端；其支者，别掌中，循小指次指出其端”，四个穴位可治疗肘臂疼痛、胸胁病症等。《标幽赋》“胸满腹痛刺内关”，《通玄指要赋》“抑又闻心胸病，求掌后之大陵”。出现以心腹痛为主的病症时，往往选用内关、大陵等穴。《肘后歌》“狂言盗汗加见鬼，惺惺间使便下针”，《针灸甲乙经》“心澹澹而善惊恐，心悲，内关主之”。此四穴还可治疗神志病，包括失眠、健忘、癫狂等。

腕管综合征是医学史上最早发现的周围神经卡压性疾病，常表现为手麻痛，夜晚痛甚。现代解剖表明，上述四穴其下有掌长肌腱、桡侧腕屈肌腱、指浅屈肌、指深屈肌、正中神经、前臂内外侧皮神经等结构，针刺该四点可直接刺激到正中神经来治疗相关疾病。

此四穴治疗心脏等内科疾病机制与相关躯体-内脏反射相关。

## 七、尺神经及针刺点（青灵、小海、灵道、通里、阴郄、神门）

**【位置】**尺神经发自臂丛内侧束，从腋动、静脉之间的后方下行穿出腋窝，下行过程中行于肱动脉内侧，继而又穿过肌间隔至臂后区内侧下行进入到尺神经沟内，此处尺神经可触及。后穿尺侧腕屈肌行至前臂与尺动脉伴行，中途沿着指深屈肌和尺侧腕屈肌下行，至腕关节上 5cm 处发出手背支，又在屈肌支持带处分为浅支和深支（见图 2-3-4）。尺神经在臂部没有分支，在前臂上部发出肌支支配尺侧腕屈肌和指深屈肌，手背支分布于手背尺侧半和尺侧两个半手指（即除外拇指末节、示指、中指及环指桡侧部中节和末节皮肤），浅支分布于小鱼际、小指和环指尺侧半掌面皮肤，深支支配肌肉，即小鱼际肌、拇收肌、骨间掌侧肌、骨间背侧肌和第 3、4 蚓状肌。可通过青灵、小海、灵道、通里、阴郄、神门针刺。

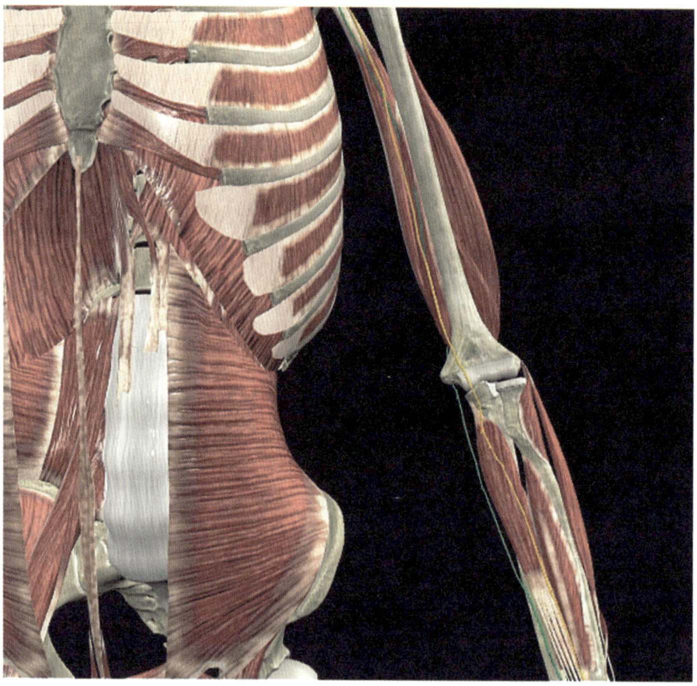

图 2-3-4　尺神经（绿色）与正中神经（黄色）（图片来自万康人体解剖软件）

**【取穴法】**青灵：属手少阴心经，在臂前区，肘横纹上 3 寸，肱二头肌内侧沟中。也可触摸上臂肱二头肌内侧沟，若摸到肱动脉搏动或滑动肱动脉有麻感，即可作为针刺点。

小海：属手太阳小肠经，在肘后区，尺骨鹰嘴与肱骨内上髁之间凹陷中。于尺骨鹰嘴与肱骨内上髁之间的尺神经沟中取穴。

灵道：属手少阴心经，在前臂前区，腕掌侧远端横纹上 1.5 寸，尺侧腕屈肌腱的桡侧缘。

通里：属手少阴心经，在前臂前区，腕掌侧远端横纹上 1 寸，尺侧腕屈肌腱的桡侧缘。

阴郄：属手少阴心经，在前臂前区，腕掌侧远端横纹上 0.5 寸，尺侧腕屈肌腱的桡侧缘。

神门：属手少阴心经，在腕前区，腕掌侧远端横纹尺侧端，尺侧腕屈肌腱的桡侧缘。取法是令患者握拳屈腕，即可显现尺侧腕屈肌腱，在该肌腱桡侧取穴。

**【穴位解剖】**青灵当肱二头肌内侧沟处，有肱三头肌；有贵要静脉、尺侧上副动脉；布有前臂内侧皮神经、尺神经。

小海位于尺神经沟中，为尺侧腕屈肌的起始部；有尺侧上、下副动脉和副静脉及尺侧返动、静脉；布有前臂内侧皮神经、尺神经本干。

灵道、通里、阴郄、神门四穴在尺侧腕屈肌腱与指浅屈肌之间，深层为指深屈肌；有尺动脉通过；布有前臂内侧皮神经，尺侧为尺神经。

**【主治】**传统针刺上述穴位治疗心系疾病、癫狂、惊痫、肩臂颈项疼痛、肘臂疼痛等。刺及神经可治疗尺神经支配范围内的疼痛，包括腕尺管综合征、肘管综合征。

**【刺法与针感】**患者仰卧位或坐位，据上述取穴法确定腧穴位置后进行常规消毒。取 0.25mm×40mm 的无菌针灸针直刺，深度 1~2cm，直至患者出现手部放射样异常感觉即表明刺激到尺神经。

**【临床体会】**从中医理论而言，青灵、灵道、通里、阴郄、神门属于手少阴心经，心经主治“目黄，胁痛，臑臂内后廉痛厥，掌中热痛”（《灵枢·经脉》），即眼睛、胸胁、肩臂及手掌的病症都可以选择心经的穴位进行治疗。而又因心与小肠互为表里，且小肠经之循行也经过前臂及肩背部，故也可取手太阳小肠经的穴位治疗上述病症。根据古今经验，灵道以治疗心悸疼痛突出，通里以治暴喑为主，阴郄以治疗阴虚盗汗、吐衄血为主，神门则是手少阴心经原穴，是宁心安神要穴。

肘管为骨纤维管道，由尺侧腕屈肌肱骨头、尺骨鹰嘴头之间的纤维筋膜组织和肱骨内上髁后的尺神经沟围成的纤维骨性鞘管。其前壁为内上髁，外侧壁为肘关节内侧的尺肱韧带，内侧壁为尺侧腕屈肌两头之间的纤维筋膜组织，其内有尺神经通过，增厚的韧带可造成尺神经卡压。尺神经在经过腕部时，亦通过骨纤维管道，卡压时表现为腕尺管综合征。从现代解剖来看，青灵、小海、灵道、通里、阴郄、神门六个穴位与尺神经走行路线高度吻合。笔者则倾向于四个穴位最初就是同一处穴位，但由于古代文献记载不完全一致，而后世整理过程中同时收录，形成了四个不同穴位。

## 八、桡神经及针刺点（肩贞、臂臑、下臂臑、尺泽、列缺）

**【位置】**桡神经发自臂丛后束，穿三边孔，在肱动脉后方与肱深动脉伴行，于肱三头肌长头与内侧头之间沿肱骨的桡神经沟下行，在肱骨外上髁上部穿外侧肌间隔至肱桡肌与肱肌之间，后在肱骨外上髁前方分为深浅二支（见图 2-3-5）。肌支支配肱三头肌、肱桡肌和桡侧腕长伸肌。可通过肩贞、臂臑、下臂臑、尺泽、列缺进行针刺。

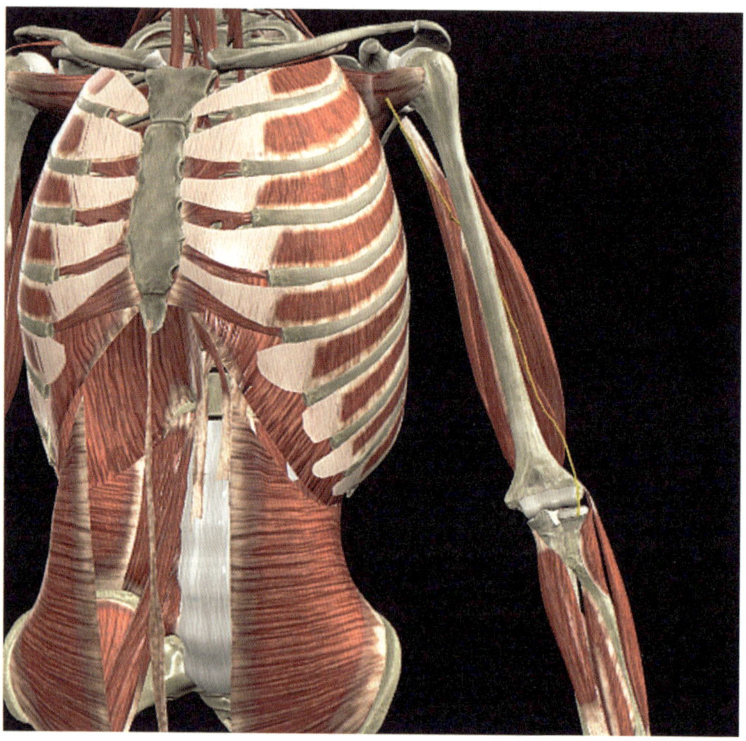

图 2-3-5　桡神经（图片来自万康人体解剖软件）

**【取穴法】**肩贞：属手太阳小肠经，在肩胛区，肩关节后下方，腋后纹头直上 1 寸。临床上可通过下方三边孔进行取穴。肩贞实际位于下方三边孔处，即大圆肌、肱三头肌长头和肱骨干上端组成的孔隙，内有桡神经和肱深动脉通过。

臂臑：属手阳明大肠经，位于三角肌止点处，当曲池与肩髃连线上，曲池上 7 寸下。

下臂臑：下臂臑为笔者经验穴位，位于臂臑外下方，肱骨外上髁上方 10cm 处，相当于上臂桡神经阻滞点。

尺泽：属手太阴肺经，在肘区，肘横纹上，肱二头肌腱桡侧缘凹陷中。

列缺：属手太阴肺经，在前臂，腕掌侧远端横纹上 1.5 寸，拇短伸肌腱和拇长展肌腱之间，拇长展肌腱沟的凹陷部。

**【穴位解剖】**肩贞在肩关节后下方，肩胛骨外侧缘，三角肌后缘，下层是大圆肌；有旋肩胛动、静脉；布有腋神经分支，深部上方为桡神经。

臂臑在肱骨桡侧，三角肌下端，肱三头肌外侧头的前缘；有旋肱后动脉的分支及肱深动脉；布有前臂背侧皮神经，深层有桡神经本干。

尺泽在肘关节，当肱二头肌腱桡侧，肱桡肌起始部；有桡侧返动、静脉分支及头静脉；布有前臂外侧皮神经，直下为桡神经。

列缺在肱桡肌腱、拇长展肌腱与拇短伸肌腱之间，桡侧腕长伸肌腱内侧；有头静脉，桡动、静脉分支；布有前臂外侧皮神经和桡神经浅支的混合支。

**【主治】**传统针刺上述穴位治疗肺系及上肢部位疾患，刺及神经可治疗桡神经支配区域的病症，包括骨间后神经卡压、上臂桡神经卡压。

**【刺法与针感】**患者仰卧位或坐位。确定好针刺位置后进行常规消毒，取 0.25mm×40mm 的无菌针灸针直刺，深度 2~3cm，直至出现肱三头肌、前臂伸肌等区域的异常放射感即可。

**【临床体会】**首先注意几个解剖位置，之前在腋神经部分提到了腋神经从四边孔穿出，四边孔通常是指肱三头肌长头与肱骨外科颈、小圆肌、大圆肌之间围成的孔隙，是肱三头肌长头外侧的间隙。而桡神经从四边孔的下方——三边孔（下方）或下方三边孔[①]穿出，三边孔（下方）又被称为大三边孔，在奈特解剖图谱中标注为三角形间隙，即大圆肌、肱三头肌长头和肱骨干上端组成的孔隙。而通常提到的三边孔一般是指内侧三边孔或三边孔（内侧），位于腋窝后壁上的三角形的间隙中，其上方为小圆肌与肩胛下肌，下方为大圆肌和背阔肌，孔中有肩胛下神经穿出。而这些

① 注：三边孔有两处，大三边孔=三边孔（下方）=下方三边孔；三边孔=内侧三边孔=三边孔（内侧）。

都是神经和血管容易受到卡压的部位，受到卡压就会出现麻木酸胀等不适感，是我们针刺的重点。腋神经从四边孔穿出，腋神经上方为小圆肌，下方为大圆肌。四边孔内侧为三边孔（内侧），四边孔下方为三边孔（下方），见图 2-3-6。

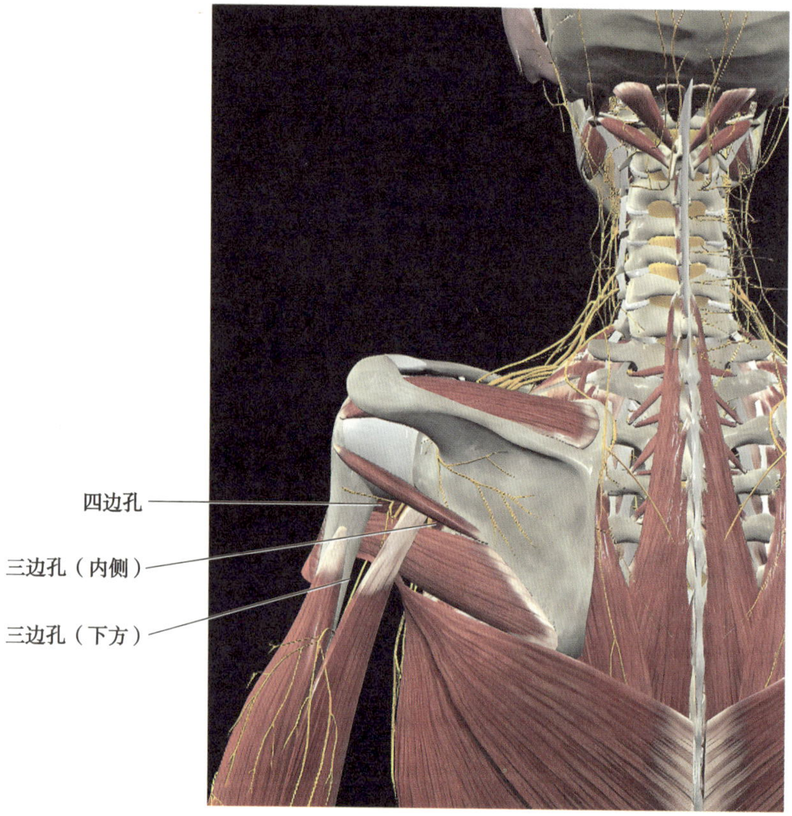


图 2-3-6　四边孔、三边孔（内侧）与三边孔（下方）（图片来自万康人体解剖软件）

除颈椎病会卡压桡神经外，桡神经进入肱骨桡神经沟时受到三头肌外侧头起始腱性纤维包裹，劳累或用力不当，以及趴在桌上睡觉，均可造成上臂桡神经卡压，疼痛多表现为颈肩部疼痛或三角肌后缘疼痛。此外，桡神经在肘部分两支，深支为骨间后神经，骨间后神经在穿旋后肌时也易受压迫，频繁手部活动的优势手多见，部分患者表现为肱骨外上髁附近压痛，此为骨间后神经卡压综合征，注意与单纯肱骨外上髁炎相鉴别。因上述穴位与桡神经走行高度吻合，故可用来治疗桡神经分布范围内的病症。

## 九、肌皮神经及针刺点（天泉、天府、侠白）

**【位置】**肌皮神经自臂丛外侧束发出后，向外侧斜穿喙肱肌，在肱二头肌和肱肌间下行，并发出分支支配上述三肌（见图 2-3-7）。可通过天泉、天府、侠白针刺。

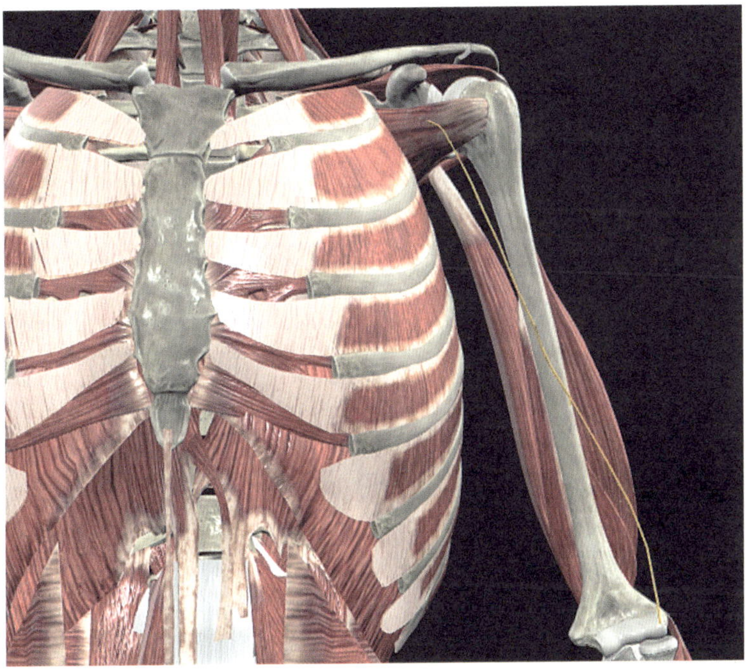

图 2-3-7　肌皮神经（图片来自万康人体解剖软件）

**【取穴法】**天泉：属手厥阴心包经，在臂前区，腋前纹头下 2 寸，肱二头肌的长、短头之间。

天府：属手太阴肺经，在臂前区，腋前纹头下 3 寸，肱二头肌桡侧缘处。

侠白：属手太阴肺经，在臂前区，腋前纹头下 4 寸，肱二头肌桡侧缘处。

**【穴位解剖】**天泉在肱二头肌的长、短头之间；有肱动、静脉肌支；布有臂内侧皮神经及肌皮神经。

天府在肱二头肌外侧沟中；有头静脉及肱动、静脉分支；分布有臂外侧皮神经及肌皮神经。

侠白在肱二头肌外侧沟中；有头静脉及肱动、静脉分支；分布有臂外侧皮神经，当肌皮神经经过处。

【主治】传统针刺上述穴位治疗肺系疾病，如咳嗽、气喘、上臂疼痛，刺及神经可治疗前外侧皮神经卡压、颈椎病等。

【刺法与针感】患者坐位或仰卧位，确定针刺位置后，取0.25mm×40mm的无菌针灸针直刺，深度2cm左右，至患者上臂肱二头肌等屈肌出现放射麻木感时即表明针刺到肌皮神经。

【临床体会】当肩关节损伤时可能会损伤肌皮神经，此时会有上臂疼痛及肘关节活动障碍，针刺肌皮神经可有效缓解症状，而上述穴位正与肌皮神经的走行有较大吻合，故可取上述穴位进行肌皮神经的针刺。前臂外侧皮神经是肌皮神经的延续，支配前臂外侧、部分腕背部及手背侧感觉，如上述区域麻痛，可能为前外侧皮神经卡压。另外，中风病恢复期易出现上肢屈肌肌张力高，可选择针刀松解上述穴位周围软组织（注意刀口线方向与神经走行一致，避免垂直切割损伤神经），或采用电针，选取高频连续波，长时间留针，以降低屈肌张力。

## 第四节 胸腰部神经及针刺点

### 一、胸部神经及针刺点（胸部背俞穴）

【位置】胸部有12对脊神经，由各相应胸椎椎间孔发出。可通过胸部背俞穴进行针刺。

【取穴法】胸部背俞穴归属于足太阳膀胱经，在脊柱区，位于胸椎棘突下，后正中线旁开1.5寸。

大杼：第1胸椎棘突下；风门：第2胸椎棘突下；肺俞：第3胸椎棘突下；厥阴俞：第4胸椎棘突下；心俞：第5胸椎棘突下；督俞：第6胸椎棘突下；膈俞：第7胸椎棘突下；胃脘下俞（胰俞，经外奇穴）：第8胸椎棘突下；肝俞：第9胸椎棘突下；胆俞：第10胸椎棘突下；脾俞：第11胸椎棘突下；胃俞：第12胸椎棘突下。

有两种取穴法，若取胸椎棘突上缘旁开后正中线2~3cm处为进针点，直刺即可。若取棘突下缘针刺，即传统背俞穴位置，针刺时需向上向内倾斜20°到25°，深刺方可刺中脊神经。第一种方法较为简便，两种刺法深度均不宜超过 3cm，详见下文。

**【穴位解剖】**大杼有斜方肌、菱形肌、上后锯肌，最深层为最长肌；有第 1 肋间动、静脉的分支；浅层布有第 1、2 胸神经后支的内侧皮支，深层为第 1、2 胸神经后支的肌支。

风门有斜方肌、菱形肌、上后锯肌，深层为最长肌；有第 2 肋间动、静脉后支；布有第 2、3 胸神经后支的内侧皮支，深层为第 2、3 胸神经后支的肌支。

肺俞有斜方肌、菱形肌，深层为最长肌；有第 3、4 肋间动、静脉后支；布有第 3、4 胸神经后支的内侧皮支，深层为第 3、4 胸神经后支的肌支。

厥阴俞有斜方肌、菱形肌，深层为最长肌；有第 4 肋间动、静脉的分支；布有第 4 或第 5 胸神经后支的内侧皮支，深层为第 4、5 胸神经后支的肌支。

心俞有斜方肌、菱形肌，深层为最长肌；有第 5 肋间动、静脉后支；布有第 5、6 胸神经后支的内侧皮支，深层为第 5、6 胸神经后支的肌支。

督俞有斜方肌、背阔肌肌腱、最长肌；有第 6 肋间动、静脉的分支，颈横动脉降支；布有肩胛背神经，第 6、7 胸神经后支的内侧皮支，深层为第 6、7 胸神经后支的肌支。

膈俞在斜方肌下缘，有背阔肌、最长肌；有第 7 肋间动、静脉后支；布有第 7、8 胸神经后支的内侧皮支，深层为第 7、8 胸神经后支的肌支。

胃脘下俞在背阔肌、最长肌和髂肋肌之间；有第 8 肋间动、静脉后支；布有第 8、9 胸神经后支的皮支，深层为第 8、9 胸神经后支的肌支。

肝俞在背阔肌、最长肌和髂肋肌之间；有第 9 肋间动、静脉后支；布有第 9、10 胸神经后支的皮支，深层为第 9、10 胸神经后支的肌支。

胆俞在背阔肌、最长肌和髂肋肌之间；有第 10 肋间动、静脉后支；布有第 10、11 胸神经后支的皮支，深层为第 10、11 胸神经后支的肌支。

脾俞在背阔肌、最长肌和髂肋肌之间；有第 11 肋间动、静脉后支；布有第 11、12 胸神经后支的皮支，深层为第 11、12 胸神经后支的肌支。

胃俞在腰背筋膜、最长肌和髂肋肌之间；有肋下动、静脉后支；布有第 12 胸神经和第 1 腰神经后支的皮支，深层为第 12 胸神经和第 1 腰神经后支的肌支。

**【主治】**传统针刺上述穴位治疗相应脏腑的病症，刺及神经可治疗胸肋、胸背部疾病，如肋间神经痛、肋骨骨折痛、带状疱疹、胸部外伤疼痛等症。

**【刺法与针感】**患者俯卧位，确定好针刺位置并进行常规消毒后，选择75mm长度的无菌针灸针缓慢直刺，直至针尖抵达椎板，此时将针退至皮下，将针稍向脊柱外侧方向倾斜5°~10°，缓慢进针至一定深度方可刺激到相应脊神经。临床上，扎到脊神经需要针刺6cm左右，但为了确保针刺安全，针刺深度应当不超过3cm，或者针尖抵达骨面后即可，因为到骨面是相对安全的。虽然未直接刺中神经干，但通过对周围肌肉的刺激，也会产生治疗作用。而且上述深刺实际是疼痛科或麻醉科的椎旁神经阻滞术的操作，虽然深度到6cm左右会刺到脊神经或接近椎间孔，但一般是在影像显示器的引导下进行的，故上述刺法仅供参考，不建议使用长针针刺过深，以免造成气胸等不良事件。

**【临床体会】**胸部脊神经，由各相应椎间孔发出。椎弓根的上、下缘各有一切迹，邻位椎骨的上下切迹参与椎间孔的构成，其间有脊神经和血管通过。脊髓位于椎管内，与脊髓相连的前根和后根在椎间孔处合并，融合成脊神经根。胸部脊神经出椎间孔进入椎旁间隙立即分别进入初级神经分支。后支走行于椎体后部，经肋横突上韧带后缘，肋横突外侧韧带上缘平行于椎旁间隙；前支走行于外侧并形成肋间神经的一个支。前、后支均包含感觉和运动神经纤维，发出的交通支沿前侧与交感神经链结合，该交感神经链位于椎旁间隙的前侧。

《灵枢·经脉》载足太阳膀胱经："循肩髆内，挟脊抵腰中，入循膂……从髆内左右别下贯胛，挟脊内，过髀枢……"根据"经脉所过，主治所及"的理论，膀胱经可治疗胸背部疾病。现代解剖表明，胸背部肌肉较多并有一定厚度，如从浅到深有斜方肌、大菱形肌与小菱形肌、竖脊肌、胸半棘肌等，只要深度控制得当，可通过刺激胸背脊神经治疗相关疾病。需要注意的是，针刺胸背部仍有致气胸的可能，若需要针刺胸脊神经，针刺深度需要达到6cm，但为了针刺安全，建议针刺3cm即可。若取平棘突下缘、旁开后正中线2~3cm处为针刺点，针身需与背部平面呈20°~25°角且方向向上向内，针刺方法相对复杂，这对刚接触临床的医生有一定难度。若取平棘突上缘、旁开2~3cm处进针，由于胸椎曲度和胸椎结构的特点，可垂直胸背平面进针或向内斜刺。

## 二、腰部神经及针刺点（腰部背俞穴）

【位置】腰丛神经由胸 12 神经前支的一部分和腰 1—4 神经前支构成，其中腰 4 神经的一部分加入腰 5 神经根，参与骶丛的组成。腰丛神经从椎管内经椎间孔穿出，行于腰大肌深面、腰椎横突前方（见图 2-4-1）。可通过腰部背俞穴或夹脊穴进行针刺。

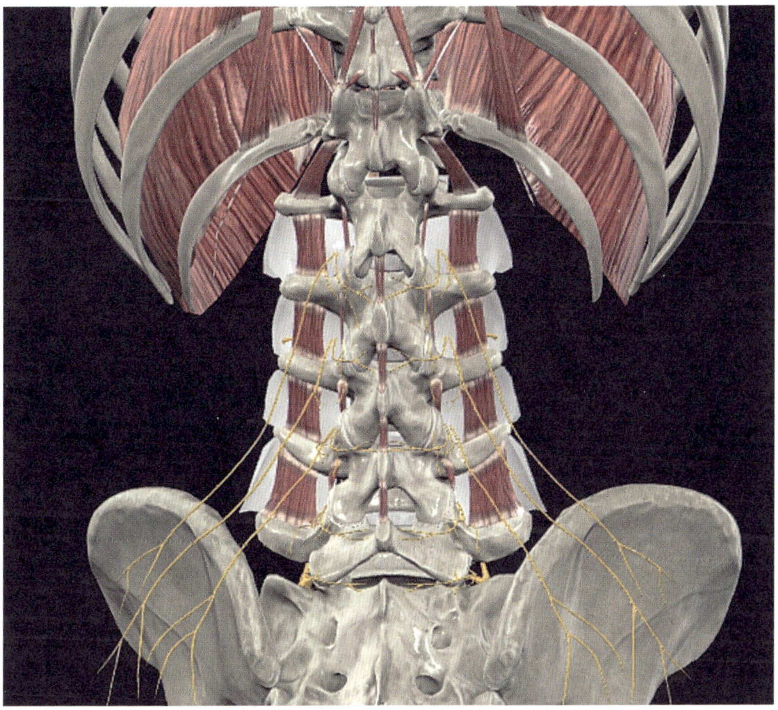

图 2-4-1　腰丛神经（图片来自万康人体解剖软件）

【取穴法】腰部背俞穴归属于足太阳膀胱经，在脊柱区，位于椎棘突下，后正中线旁开 1.5 寸。

三焦俞：第 1 腰椎棘突下；肾俞：第 2 腰椎棘突下；气海俞：第 3 腰椎棘突下；大肠俞：第 4 腰椎棘突下；关元俞：第 5 腰椎棘突下。

【穴位解剖】三焦俞在腰背筋膜、最长肌和髂肋肌之间；有第 1 腰动、静脉的分支；布有第 1、2 腰神经后支的皮支，深层为第 1、2 腰神经后支的肌支。

肾俞在腰背筋膜、最长肌和髂肋肌之间；有第2腰动、静脉后支；布有第2、3腰神经后支的外侧皮支，深层为第2、3腰神经后支的肌支。

气海俞在腰背筋膜、最长肌和髂肋肌之间；有第3腰动、静脉后支；浅层布有第3、4腰神经后支的皮支，深层为第3、4腰神经后支的肌支。

大肠俞在腰背筋膜、最长肌和髂肋肌之间；有第4腰动、静脉后支；布有第4、5腰神经皮支，深层为第4、5腰神经后支的肌支。

关元俞有骶棘肌；有腰最下动、静脉后支的内侧支；布有第5腰神经后支。

**【主治】**传统针刺上述穴位治疗腰部疼痛及背俞穴对应脏腑疾病，刺及神经可治疗股神经痛、隐神经痛等神经分布区域的疼痛，还可以治疗腰椎间盘突出症及脊椎病引起的根性神经痛。

**【刺法与针感】**患者俯卧位，选棘突尖旁开1.5~2cm处。选择75mm长度的无菌针灸针垂直刺入，直到触及同侧椎板外侧部位。后将针灸针退至皮下并将针稍向外斜继续深刺，可产生异感。

**【临床体会】**髂腰肌是维持腰椎稳定性的重要肌肉，而且是步行的启动肌，由腰丛神经支配。“治腿先治腰”，腰丛神经在走行中除了支配腰部的髂腰肌和腰方肌之外，沿途分支还分布于腹股沟区、大腿前部和大腿内侧部，故针刺腰丛神经，除治疗腰肌疼痛之外，还可以治疗下肢的疼痛，以及改善行走无力的症状。本针刺部位无重要脏器，针刺较为安全。

腰部神经针刺相对安全，神经阻滞也不需要影像引导。因此，可通过针灸针刺到骨质后调整角度的方法刺中神经。胸部神经不可采用此类方法。

### 三、腰交感神经节

**【位置】**腰交感神经节位于脊椎椎体前外侧，一般每侧有4个，借节间支连成腰交感神经干。右侧腰交感神经节位于下腔静脉外侧或部分被下腔静脉覆盖，而左侧腰交感神经节位于腹主动脉外侧。此针刺点附近并无接近穴位，但此针刺点可刺激腰交感神经，故列出。

**【取穴法】**临床上可先取两髂后上棘在后正中线的交点处的第4腰椎棘突，依次向上即可取到第3腰椎棘突，后在平棘突上缘、后正中线旁开6~8cm处取穴。腰4、腰3相对更加安全，不建议腰1、腰2棘突旁针刺，避免损伤肾脏。

【主治】刺及神经可治疗静脉曲张所致的下肢水肿、雷诺病、血栓闭塞性脉管炎、糖尿病末梢神经痛、下肢溃疡、冻伤、灼性神经痛、幻肢痛、复杂局部疼痛综合征、下肢疼痛等。

【刺法与针感】患者俯卧位，按照要求确定针刺位置。常规消毒后取0.35mm×100mm的无菌针灸针，与皮肤呈60°角甚至更小的角度缓慢进针（见图2-4-2），针刺深度需在6~8cm才可能刺激到腰交感神经节，因刺中交感神经并无明显放射感，故针刺时不要求得气，不要求异感的出现。

【临床体会】针刺腰交感神经节需要理解其与腰部脊神经在位置上的联系。腰部脊神经为腰段脊髓的前根、后根汇合而成，穿出椎间孔后立即分为前支、后支、脊膜支及前行的交通支，其中的交通支则与椎体两侧的腰交感神经节相连接。从上述解剖位置可知，当人俯卧位时，腰交感神经节在腰脊神经前支的下内侧，临床上若要用毫针刺激腰交感神经节，要达到

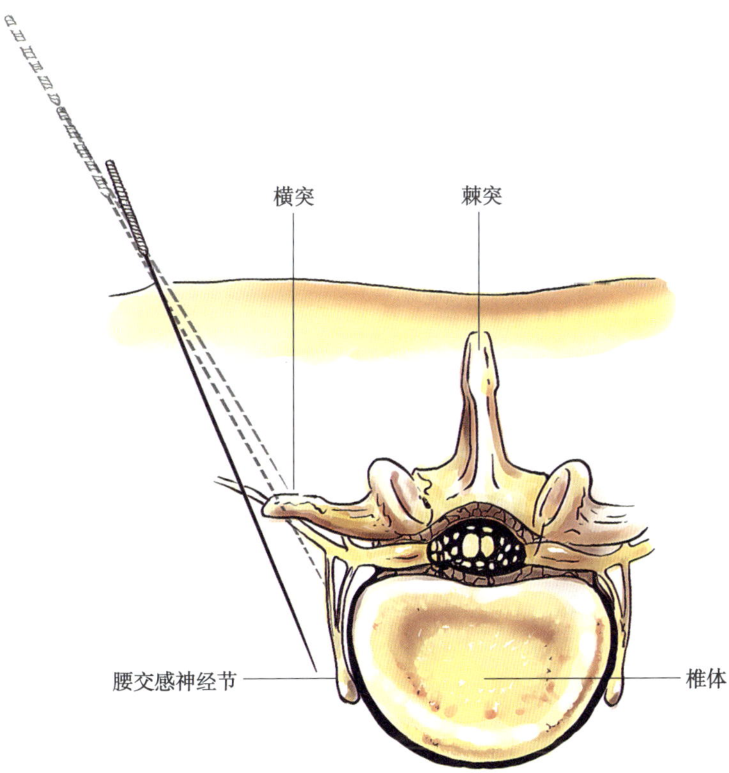


图2-4-2　针刺腰交感神经节（冉大为绘图）

一定深度。笔者的临床经验是取距离后正中线 6~8cm、平腰椎棘突上缘处为针刺点，针刺深度一般 6~8cm。通过针刺腰交感神经节，可治疗相应分布区域的脏器功能性改变。由于腰交感神经节和脊神经的特殊位置关系，在操作中，医者在熟悉上述解剖位置后，可通过实际情况选择针刺点进针。胸部交感神经针刺危险性较大，本书不予列出，而腰部交感神经节、颈部的星状神经节、骶尾部的奇神经节是为数不多的相对较为安全、可通过针灸针针刺的交感神经节，故本书予以介绍。

### 四、骶后孔神经及针刺点（八髎穴）

**【位置】**骶骨的骶正中嵴两侧是 4 对骶后孔，为骶神经后支出口。可通过八髎穴针刺。

**【取穴法】**八髎穴位于骶部两侧，每侧各有 4 个，从上至下依次为上髎、次髎、中髎、下髎。八髎穴归属于足太阳膀胱经，位于正对第 1、第 2、第 3、第 4 骶后孔，后正中线旁开 1.5 寸上。临床上，为了更精准地定位八髎穴，可让患者取俯卧位，髂后上棘内下方约 1.5cm 取次髎（第二骶后孔），双侧髂后上棘连线上 1.5cm 与棘正中线旁开 1.5~2cm 处取上髎（第一骶后孔），随后依次在两侧髂后上棘连线下 3cm、4.5cm 与棘正中线旁开 1.5~2cm 处取穴，分别为中髎、下髎。

**【穴位解剖】**上髎在骶骨棘肌起始部及臀大肌起始部；当上髎外侧动、静脉后支处；布有第 1 骶神经后支。

次髎在臀大肌起始部；当骶外侧动、静脉后支处；为第 2 骶神经后支通过处。

中髎在臀大肌起始部；当骶外侧动、静脉后支处；为第 3 骶神经后支通过处。

下髎在臀大肌起始部；有臀下动、静脉分支；当第 4 骶神经后支通过处。

**【主治】**传统针刺此穴治疗月经不调、痛经、带下等妇科病，还可治疗腰痛、下肢痿痹等病症。刺及神经可治疗下腰段腰腿痛症、腰椎间盘突出症、前列腺炎、会阴及肛门直肠等穴区对应的器官疾病。

**【刺法与针感】**患者取俯卧位，依照上述方法确定针刺部位。常规消毒后，用 0.30mm×75mm 的无菌针灸针直刺，当医者针下有落空感或异感时，即表明针刺入骶骨后孔或刺激到骶后孔神经。

**【临床体会】**八髎穴归于足太阳膀胱经，八髎穴所对应的八个骶后孔正是相应骶神经穿出的地方，故而八髎穴对腰骶部病症有确切疗效。但实际操作中并不容易完全刺入骶后孔，很多患者左右骶后孔也不对称，往往一侧刺入后，在另一侧对称的位置碰到了骨壁。此外，八髎穴本身有很多不同的针刺法。

王玲玲教授的八髎穴定位方法：先定位下髎穴，俯卧位，先通过找骶角找到骶管裂孔（臀裂顶点处），下髎穴位于骶管裂孔外方或外上方。然后定位中髎，以髂后上棘与督脉垂直连线为边长，向下做一等边三角形，此等边三角形顶点为第三骶后孔的中髎穴。再定位次髎，取髂后上棘与骶管裂孔顶点做一线段，线段中点为次髎。最后定位上髎，在次髎外上方1.3~1.5cm附近。针刺顺序为下髎、中髎、次髎、上髎。针刺角度也需要注意，下髎可以垂直刺入，中髎针尖朝向尾部与水平面约70°刺入，次髎针尖朝向尾部与水平面约50°刺入，上髎针尖朝向尾部与水平面约30°刺入。针刺后呈倒八字排列。男性骶骨比女性狭长，骶后孔离正中线距离较近。

## 五、骶5神经和尾神经及针刺点（腰奇）

**【位置】**骶5神经通过骶管裂孔发出并向中、下行到骶骨角。尾神经为脊神经最下部分，与骶4、骶5神经交通构成尾丛。尾丛与尾神经前支所组成的神经丛分布于尾骨附近皮肤。可通过腰奇穴（经外奇穴）针刺。

**【取穴法】**在骶区，尾骨端直上2寸，骶角之间凹陷中；或摸骶角，两骶角之间为骶管裂孔。

**【穴位解剖】**在棘上韧带中。穴区浅层有臀中皮神经分布；深层有骶神经后支和骶中动脉分布；再深可进入骶管裂孔。

**【主治】**传统针刺此穴治疗痛经、腰痛、癫痫、头痛、失眠、便秘。刺及神经可治疗尾骨周围痛。

**【刺法与针感】**患者取俯卧位，依照上述方法确定针刺部位。常规消毒后，用0.25mm×40mm的无菌针灸针直刺或向头侧倾斜，深度1~2cm，可有局部异感。

**【临床体会】**腰奇为经外奇穴，除治疗局部病症以外，还可以治疗头部疾患，笔者提倡“头有病尾旁取”。骶尾部的组织和脑部组织都来源于轴旁中胚层细胞，笔者猜想刺激骶尾骨部位可影响中枢神经系统，而人体都有自我保护功能，当中枢神经系统功能异常时，刺激已经退化的尾骨可能对中枢神经系统有刺激作用，能促进患者意识的恢复。从中医学理论上解释，腰奇虽然不直接属于督脉，但位于督脉循行范围内，故刺激尾骨点可以通督调神，醒脑开窍。

## 六、臀上皮神经及针刺点（三焦俞、肾俞、气海俞）

**【位置】**臀上皮神经分布于臀上部皮肤（见图 2-4-3）。可通过三焦俞、肾俞、气海俞进行针刺。

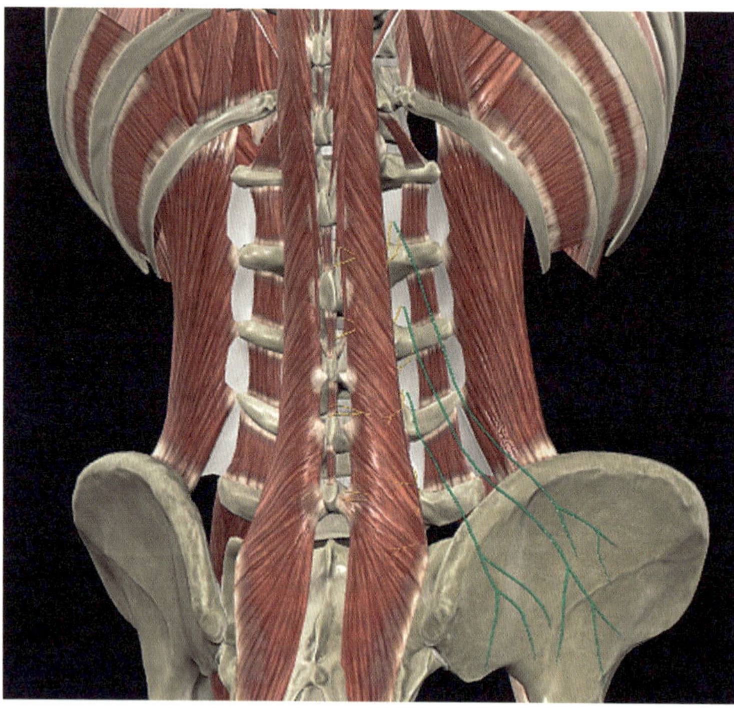

图 2-4-3　臀上皮神经（绿色）（图片来自万康人体解剖软件）

**【取穴法】**臀上皮神经多选择 $L_1$—$L_3$ 棘突间隙外侧 3~4cm 直刺，或选取上述穴位，具体位置见前文“腰部神经及针刺点”相关内容。

**【主治】**传统针刺上述穴位治疗腰痛、腹胀、腹泻、便秘、痛经，刺及神经可治疗臀上皮神经卡压或腰椎间盘病变引起的臀上皮神经疼痛。

【穴位解剖】见前文“腰部神经及针刺点”相关内容。

【刺法与针感】患者取俯卧位，确认针刺部位后进行常规消毒。取0.30mm×75mm的无菌针灸针直刺4~5cm，针尖可触及横突，稍微偏转方向继续针刺，注意询问患者是否有酸胀麻木之感，有则说明刺激到相关神经。

【临床体会】三焦俞、肾俞、气海俞三个穴位仍归属于足太阳膀胱经，根据其分布位置和膀胱经经络循行及病候（上已述及）可知其可治疗腰骶部的相关病症。本节所取的臀上皮神经来源于$L_1$—$L_3$神经后支外侧支，紧贴横突向外后下方走行，其沿途分支主要分布在椎间关节连线外侧，终末分布于臀上部皮肤，故可治疗相应分布区域内的病症。现代解剖也表明，上述三个穴位之下有背阔肌、胸腰筋膜及竖脊肌等结构，深部没有较重要的脏器，故临床上针刺较为安全，方便使用。臀上皮神经为脊神经后外侧支的延续，通过上述三个穴位不仅可刺激臀上皮神经，还可通过调整进针角度和深度针刺对应脊神经后外侧支，达到一穴多用的效果。臀上皮神经在进入臀部时被由骶棘肌与腰背筋膜在髂嵴上缘附着处形成的扁圆形骨纤维管固定，神经由此隧道通过，而腰臀部肌肉强力收缩，使臀上皮神经在受到牵拉或此管变形、缩窄时造成卡压，此时在髂嵴下方多可发现明显压痛点及结节，可在此处行针刺或针刀松解，从外向内分别为腰1神经、腰2神经、腰3神经。由于本病在检查上缺乏客观根据，很容易被误诊为腰椎间盘突出症。

此外，在临床上要注意同根神经反射现象。即一子神经长期受到某种刺激后，可通过母神经影响到另一子神经，出现相应的神经刺激现象。腰1—4脊神经前支是组成腰丛的主要成分，包括股神经、闭孔神经、臀上皮神经等。腰三横突综合征等机械性的压迫刺激可影响到脊神经后外侧支在髂嵴穿出骨纤维管处，表现出臀上皮神经的刺激征，表现为$L_1$—$L_3$脊神经后外侧支在骶髂角部的压痛。章瑛等研究发现当其同根脊神经的后外侧支长期受到腰三横突尖部无菌性炎症的刺激后，则会反射性地引起同根前支闭孔神经和股神经的刺激征。患者表现为股前区弥漫性疼痛、内收肌群紧张、大腿根部明显压痛、“4”字试验阳性。因此，这种大腿前面痛的问题不仅需要扎腰部，而且需要针刺臀部骨纤维管处的臀上皮神经（神经双卡或多卡理论：每处单独的神经压迫可能不足以产生症状，但两个或多个压迫叠加起来可能产生症状，故需要对整个走行的易卡压点都进行针刺或松解）。这也从一个侧面揭示了“前病后取”的对应取穴法的机制。

## 第五节　下肢神经及针刺点

### 一、髂腹股沟神经和髂腹下神经及针刺点（五枢）

**【位置】**髂腹下神经和髂腹股沟神经均来源于腰丛。髂腹下神经穿出腰大肌外缘后在其后下方的腹横肌和腹内斜肌之间下行并发出分支，最后在腹股沟管浅环上方 3~4cm 处穿腹外斜肌腱膜，沿途分支分布于耻骨联合以上及部分臀外侧区的皮肤。

髂腹股沟神经上段走行与髂腹下神经几近平行，行于髂腹下神经下方，并跨过腰方肌和髂肌上部，在髂嵴前部穿腹横肌进入腹股沟管，后从腹股沟管浅环穿出，分布于阴囊或大阴唇皮肤。见图 2-5-1。

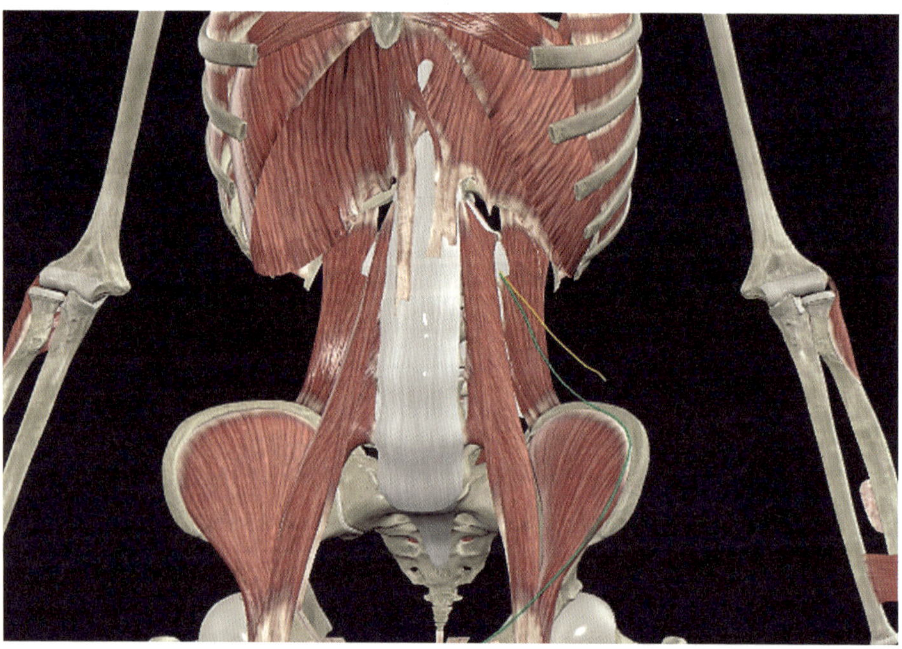

图 2-5-1　髂腹股沟神经（绿色）和髂腹下神经（黄色）（图片来自万康人体解剖软件）

上述两条神经可通过五枢针刺。

【取穴】五枢：属足少阳胆经，在下腹部，位于髂前上棘的前方，横平脐下 3 寸处。标准五枢穴的定位有时不能直接扎到上述两神经，临床上可将髂前上棘与脐连线，于连线上髂前上棘内上方约 2.5cm 处取针刺点，即五枢穴的内上方进行针刺。

【穴位解剖】有腹内、外斜肌及腹横肌；有旋髂浅、深动、静脉；布有髂腹下神经、髂腹股沟神经。

【主治】传统针刺此穴治疗阴挺（子宫脱垂）、月经不调、疝气等妇科疾病，刺及神经治疗腹股沟及臀外侧部疼痛。

【刺法与针感】患者仰卧位，确定好针刺位置后进行常规消毒。取 0.25mm×40mm 的无菌针灸针直刺，深度 2~3cm，医者仔细体会针下感觉，当有突破感时说明针尖已经穿过腹外斜肌腱膜和腹内斜肌腱膜，患者可有下腹部连及会阴部的放射感或异常感觉。髂腹股沟神经和髂腹下神经位置接近，髂腹股沟神经在髂腹下神经下方，可通过五枢帮助定位。

需要说明的是，很多书籍将髂腹股沟神经和髂腹下神经等归于腰腹部神经，因二者与股神经等下肢神经关系密切，故本书中将其归于下肢部位。

## 二、股外侧皮神经及针刺点（维道）

【位置】股外侧皮神经发自腰丛，经腰大肌外侧缘穿出，经髂肌前方行于髂前上棘下缘内侧，穿经腹股沟韧带深面至股部，分布于大腿前外侧部皮肤（见图 2-5-2）。可通过维道针刺。

【取穴】维道：足少阳胆经穴，在下腹部，位于髂前上棘内下 0.5 寸。为简便定位，可在髂前上棘内下方 2cm 处进行针刺，可刺中股外侧皮神经。

【穴位解剖】维道在髂前上棘前内方，有腹内、外斜肌及腹横肌；有旋髂浅、深动、静脉；布有髂腹股沟神经，内下方有股外侧皮神经。

【主治】传统针刺维道治疗月经不调、疝气、少腹痛、呕吐、食欲不振、水肿、腰腿痛等病症。刺及神经可治疗包括腰椎间盘突出所致神经分布区域的皮肤感觉异常，如痛觉过敏、蚁走感、麻木等，还可治疗继发性股外侧皮神经痛、股外侧皮神经卡压症及股外侧皮神经炎等病症。

【刺法与针感】患者仰卧位，确定好针刺位置并进行常规消毒。采用 0.25mm×40mm 的无菌针灸针直刺，深度 2cm，可出现大腿前外侧的异常感

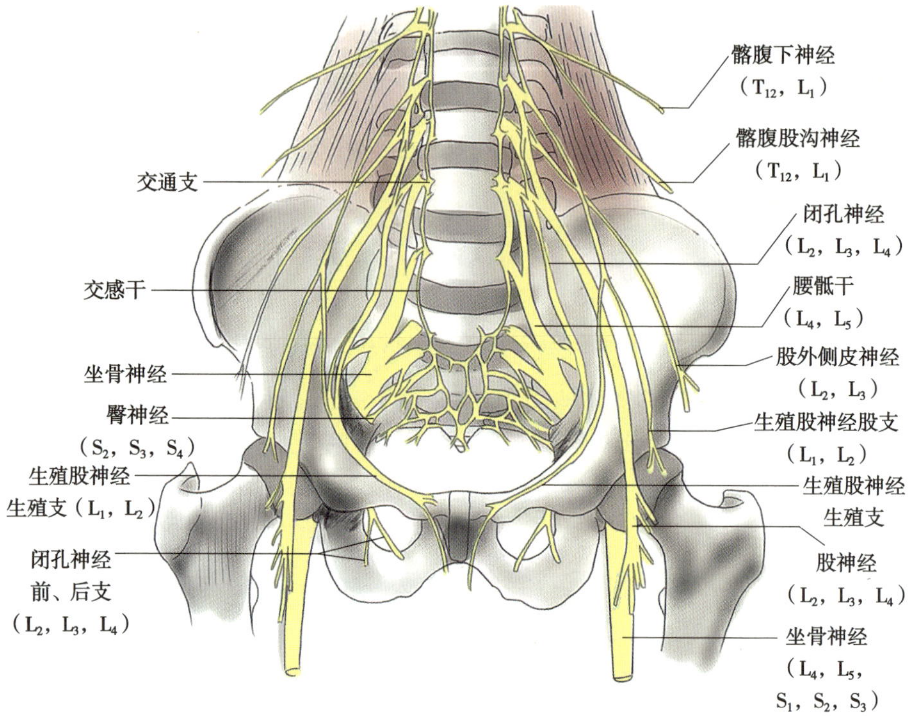


图 2-5-2 股外侧皮神经（彭甜甜绘图）

觉。髂腹下神经、髂腹股沟神经位置都很接近，区别是股外侧皮神经分布较为表浅，更容易受损，位于髂前上棘内下方约 2cm，髂腹股沟神经和髂腹下神经位于髂前上棘内上方约 2.5cm。

**【临床体会】**维道位于髂前上棘附近，而股外侧皮神经则经由髂前上棘下缘内侧入腹股沟韧带深面，故而通过针刺二穴可刺激股外侧皮神经，从而治疗相关疾病。股外侧皮神经支配区域可简单记忆成“大腿前外侧巴掌大区域”，即站立姿态手下垂后摸大腿前外侧，手掌覆盖的区域。

## 三、股神经及针刺点（冲门）

**【位置】**股神经来自腰丛，是腰丛发出的最大分支。其自腰大肌外侧缘发出后，在腰大肌与髂肌之间下行到达腹股沟区，随后在腹股沟韧带中点稍外侧从深面穿经该韧带，于股动脉外侧进入股三角区（见图 2-5-3），主要支配大腿前群肌，如股四头肌、缝匠肌等。皮支包括股中间皮神经、股内侧皮神经和隐神经。感觉分支覆盖大腿前下部 3/4 皮肤。可通过冲门针刺。

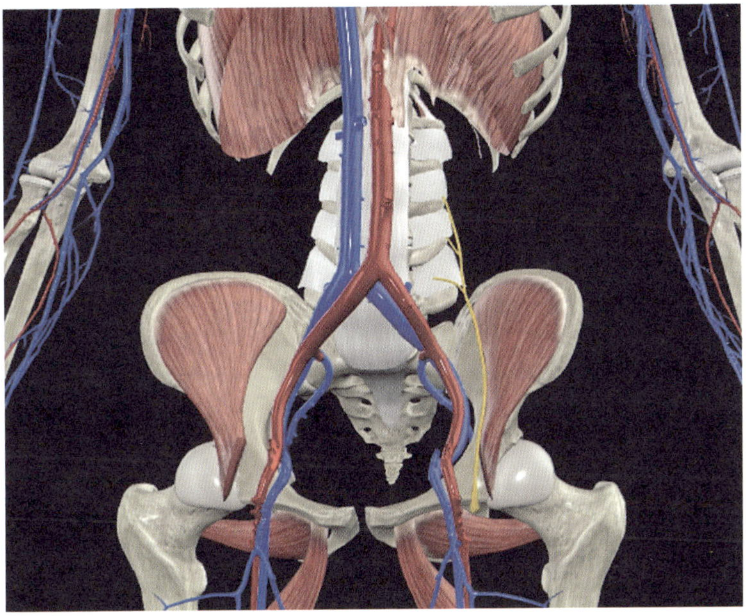

图 2-5-3　股神经（注意股动脉、股静脉、股神经的关系）（图片来自万康人体解剖软件）

**【取穴】**冲门：归于足太阴脾经，在腹股沟区，腹股沟斜纹中，髂外动脉搏动处的外侧。临床上可在腹股沟韧带中点下方约 2cm 处寻找到股动脉搏动。

**【穴位解剖】**冲门在腹股沟韧带中点外侧的上方，在腹外斜肌腱膜及腹内斜肌下部；内侧为股动、静脉；布有股神经。

**【主治】**传统针刺冲门治疗腹满、积聚疼痛、疝气、癃闭、滞产等下腹部及生殖系统疾病。刺及神经可治疗大腿及膝关节疼痛，脑血管病及腰椎病所致下肢伸肌无力，以及下肢动脉狭窄导致的下肢发凉等症。

**【刺法与针感】**患者仰卧位，确定针刺位置并进行常规消毒。取 0.25mm×40mm 的无菌针灸针直刺，体胖者使用 75mm 长度针灸针。当患者出现放射样感觉传至膝关节时，即表明已刺激到股神经。

**【临床体会】**冲门位于腹股沟部，“腧穴所过，主治所及”，冲门可治疗小腹部病症，如腹满、积聚、癃闭等，还可治疗妇科疾病，如赤白带下、胎气上冲等，正如《针灸甲乙经》所说：“寒气腹满，癃，淫泺，身热，腹中积聚疼痛，冲门主之。”现代医学认为冲门下有腹内斜肌、腹横肌、股神经等结构，故针刺此穴可治疗相关肌肉及神经循行所过的疾病，如腰椎病、股神经痛、精索神经痛、子宫内膜炎等。在治疗中风病急性期时，穴位下肢刺激以胫神经（委中）、腓总神经（阳陵泉）为主。但在恢复期，患者表现出无法伸膝盖或无法屈髋关节迈步，需要刺激股神经。根据笔者临床经验，针刺冲门可较为有效地提高下肢力量，对于下肢勉强抬离床面的患者，针刺后一般可即刻提高抬离高度。使用针刀触激亦可，但刀口线要与人体纵轴平行，并不要求必须出现放射感，避免神经损伤。

### 四、生殖股神经及针刺点（内冲门）

**【位置】**生殖股神经从腰大肌表面穿出并在其表面下行，在腹股沟韧带上方分为股支和生殖支（见图 2-5-2）。前者分布于股三角处皮肤，后者分布于阴囊或大阴唇皮肤，并支配睾提肌。可通过内冲门进行针刺。

**【取穴】**冲门穴定位见上节，生殖股神经位于腹股沟韧带的中、内 1/3 处，位于冲门内侧，故名内冲门。

**【主治】**刺及神经可治疗腹股沟区神经痛。

**【刺法与针感】**患者仰卧位，确定针刺位置并进行常规消毒后，取 0.25mm×40mm 的无菌针灸针缓慢朝内下方针刺，深度 2cm 左右，当患者有会阴部异常感觉时即表明已刺激到生殖股神经。

**【临床体会】**现代解剖表明，此处深部有腹股沟管、生殖股神经生殖支、髂腹股沟神经等与生殖系统直接相关的结构，因“腧穴所在，主治所在”，故针刺此处可治疗男女生殖系统的疾病。

### 五、闭孔神经及针刺点（内急脉、阴廉、足五里、阴包）

**【位置】**闭孔神经来自腰丛，经腰大肌的内侧缘穿出，后从骨盆入口的后部下行至大腿内侧区（见图 2-5-4），其肌支主要支配大腿内侧肌群，如闭孔外肌、长收肌、短收肌等。皮支分布于大腿内侧面的皮肤。可通过内急脉、阴廉、足五里、阴包进行针刺。

**【取穴】**内急脉：急脉属足厥阴肝经，在腹股沟区，横平耻骨联合上缘，前正中线旁开 2.5 寸，而此针刺点位于耻骨联合外缘旁开 2.5cm 处，笔者取急脉内侧进针，故曰内急脉。

阴廉：属足厥阴肝经，在股前区，气冲直下 2 寸。

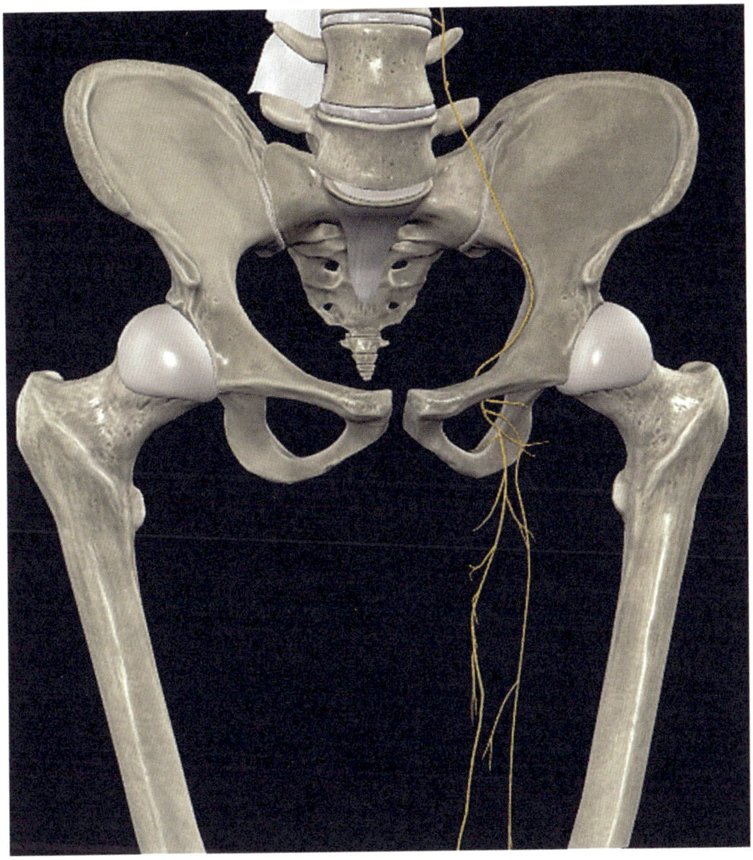

图 2-5-4 闭孔神经（图片来自万康人体解剖软件）

足五里：属足厥阴肝经，在股前区，气冲直下 3 寸，动脉搏动处。

阴包：属足厥阴肝经，在股前区，髌底上 4 寸，股薄肌与缝匠肌之间。

**【穴位解剖】**急脉有阴部外动、静脉分支及腹壁下动、静脉的耻骨支，外侧有股静脉；布有髂腹股沟神经，深层为闭孔神经的分支。

阴廉有长收肌和短收肌；有旋股内侧动、静脉浅支；布有股神经的内侧皮支，深层为闭孔神经浅、深支。

足五里有长收肌、短收肌；有旋股内侧动脉浅支；布有闭孔神经浅、深支。

阴包在股薄肌与缝匠肌之间，长收肌中，深层为短收肌；有股动、静脉，旋股内侧动脉浅支；布有股前皮神经，闭孔神经浅、深支。

**【主治】**传统针刺上述穴位治疗月经不调，带下，小便不利，遗尿，腰骶痛等。刺及神经可治疗大腿膝关节内侧痛症，如下肢痉挛性疼痛、闭孔肌痉挛、闭孔神经痛、股骨头无菌性坏死缺血性痛等的治疗。笔者用于痛经及中风患者下肢内收肌群无力，行走时出现下肢过度外展步态的治疗。

**【刺法与针感】**患者仰卧位，确定内急脉位置并进行常规消毒。采用0.30mm×75mm的无菌针灸针直刺，一定深度后可触及耻骨下支前缘，此时稍稍退针，向头侧方向缓慢进针约4cm，阴廉、足五里、阴包穴直刺3~5cm。以患者出现上述支配区域异感为度。

**【临床体会】**急脉可治疗疝气、前阴痛等生殖系统疾病。现代解剖证明，急脉下布有耻骨肌、闭孔外肌、大隐静脉和闭孔神经分支等，故针刺急脉可刺激到闭孔神经。而实际情况中，在急脉内侧针刺，即取内急脉针刺更容易刺到闭孔神经，从而治疗神经分布相关区域的疾病，可供读者参考。此外，足厥阴肝经可治疗妇科病，在大腿分布的穴位与董氏奇穴中上三黄（天黄、明黄、其黄，在大腿内侧面中央）的位置较为接近，笔者考虑与闭孔神经有一定相关性，因闭孔神经主要支配内收肌群，而内收肌群肌肉多附着于耻骨，筋膜连接着盆底肌筋膜及盆腔脏器，如子宫的筋膜，因而与妇科病有一定关联。

总结：腹股沟韧带处的神经由上至下，由外而内分别为髂腹下神经、髂腹股沟神经（髂前上棘内上方）、股外侧皮神经（髂前上棘内下方）、股神经（腹股沟韧带中点）、生殖股神经（腹股沟韧带中内1/3）、闭孔神经（耻骨联合外缘旁开2.5cm）。

## 六、臀上神经及针刺点（秩胞）

**【位置】**臀上神经发自骶丛，从梨状肌上孔出盆腔后行于臀中、小肌之前（见图2-5-5），支配臀中肌、臀小肌和阔肌膜张肌。可通过秩胞（秩边与胞肓中点）针刺。

**【取穴】**胞肓：属足太阳膀胱经，在骶区，横平第2骶后孔，骶正中嵴旁开3寸。

秩边：属足太阳膀胱经，在骶区，横平第4骶后孔，骶正中嵴旁开3寸。

秩胞：笔者经验穴，位于梨状肌上缘，梨状肌上孔处，约平第3骶后孔，位于秩边和胞肓之间，故笔者命名为秩胞穴或上秩边。

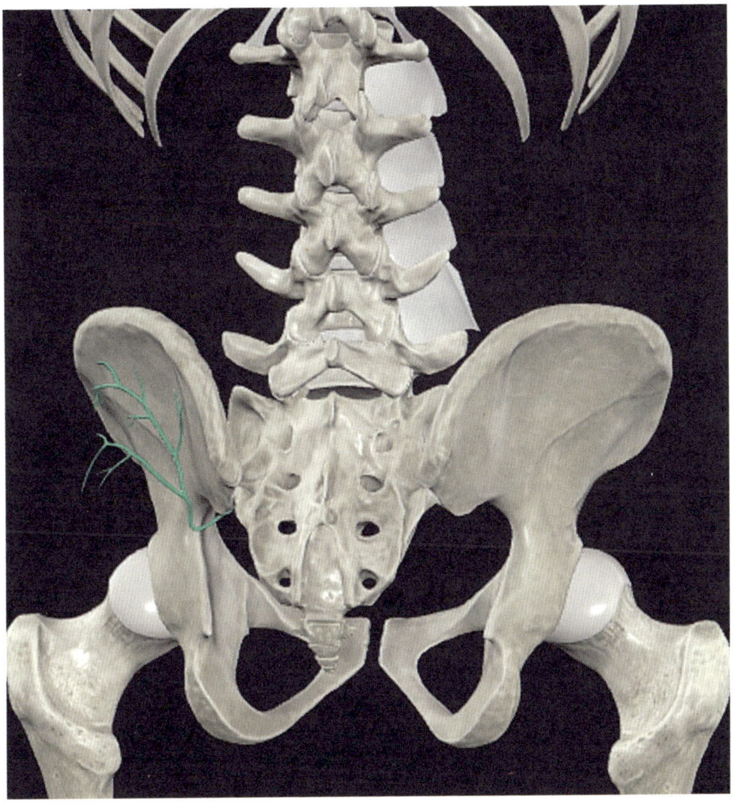

图 2-5-5 臀上神经（绿色）（图片来自万康人体解剖软件）

**【穴位解剖】**胞肓有臀大肌、臀中肌及臀小肌；正当臀上动、静脉处；布有臀上皮神经，深层为臀上神经。秩边有臀大肌，在梨状肌下缘；正当臀下动、静脉；布有臀下神经及股后皮神经，外侧为坐骨神经。秩胞有臀大肌；布有臀上神经。

**【主治】**传统针刺胞肓、秩边治疗痔疾、便秘、癃闭、阴痛、腰骶痛、下肢痿痹等骶尾部病症和部分下肢部病症。刺及神经可治疗臀上神经卡压引起的臀部及下肢疼痛。

**【刺法与针感】**患者俯卧位，取 0.30mm×75mm 的无菌针灸针直刺，深度 4~5cm，以患者有局部胀麻样针感为度。

**【临床体会】**臀上神经不是臀上皮神经，二者常被混淆。臀上皮神经属于腰丛，而臀上神经属于骶丛，与臀上动、静脉伴行，由梨状肌上孔出盆腔，行于臀中肌与臀小肌之间，继与臀上动脉深支伴行，支配臀中肌、臀小肌和阔筋膜张肌。臀上皮神经可参考前文。臀上神经由 $L_4$、$L_5$、$S_1$ 神经前支组成，经梨状肌上孔出盆后与臀上动脉相伴走行于臀中肌与臀小肌之间。臀上神经痛是引起腰腿疼痛的较为常见原因之一，但相关的专题报道较少。引起臀上神经疼痛的原因很多，如臀上神经所走行的隧道狭窄，臀中肌与梨状肌的损伤充血、肿胀造成梨状肌上孔狭窄，继而造成对臀上神经的卡压，导致慢性下腰、臀、腿痛症的发作。

胞肓在临床上应用频率远不如秩边高，也是个容易被大家忽略的穴位。胞肓深层有臀上动、静脉和臀上神经，可刺激到臀上神经从而治疗相关疾病。笔者自命名的秩胞穴约平第 3 骶后孔，位于秩边和胞肓之间，位于梨状肌上孔附近，此穴更易刺激到臀上神经，可供读者参考选用。

## 七、阴部神经、臀下神经、股后皮神经、坐骨神经及针刺点（秩边）

**【位置】**在梨状肌下孔处，四条神经的分布由内而外分别是阴部神经、臀下神经、股后皮神经、坐骨神经（见图 2-5-6）。可通过秩边针刺。

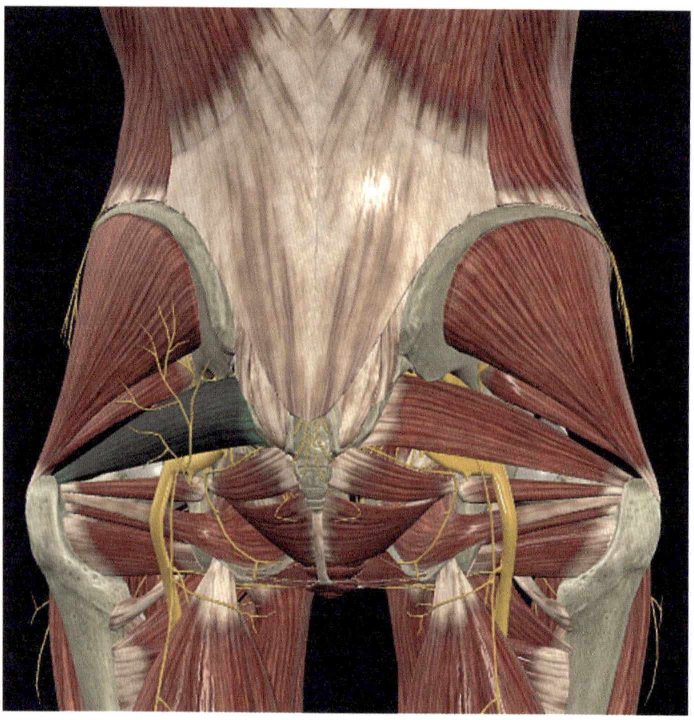

图 2-5-6 梨状肌（绿色）及下方的神经（图片来自万康人体解剖软件）

**【取穴】**秩边：属于足太阳膀胱经，在骶区，横平第 4 骶后孔，后正中线旁开 3 寸。

**【穴位解剖】**秩边有臀大肌，在梨状肌下缘；正当臀下动、静脉；布有臀下神经及股后皮神经，外侧为坐骨神经。

**【主治】**传统针刺秩边治疗腰骶痛、下肢痿痹、小便不利、癃闭、便秘、痔疮、阴痛、阳痿、早泄等。刺及神经可治疗坐骨神经痛、会阴痛、腰椎间盘突出症等神经分布区域的痛症。

**【刺法与针感】**患者俯卧位，确定针刺位置并进行常规消毒。取 0.35mm×75mm 的无菌针灸针直刺，深度 3~5cm，至患者出现小腹部、生殖器或下肢放射样异感即表明已刺激到相关神经。阴部神经异感传到会阴部，臀下神经异感传到臀大肌，股后皮神经异感传到臀部外侧、大腿后侧的皮肤，坐骨神经异感传到臀部、大腿后侧及小腿，异感较强，可根据针感选择需要针刺的神经。

**【临床体会】**阴部神经、臀下神经、股后皮神经和坐骨神经均来自骶丛，均从梨状肌下孔处穿出支配臀部及臀周皮肤。阴部神经在梨状肌下孔处的分布在最内侧，主要分支如肛神经、会阴神经和阴茎背神经，支配会阴部诸肌及皮肤，故秩边可以治疗生殖系统及肛周部疾患。

臀下神经出梨状肌下孔时位于阴部神经外侧，行于臀大肌的深面并支配臀大肌，现代人由于多久坐，臀大肌长期不活跃，成为容易薄弱和松弛的肌肉。很多腰背痛的患者如果单纯针刺腰部夹脊穴或膀胱经第一侧线的腧穴效果不理想，医生可以通过对患者的姿态评估和触诊查体，判断是否是臀大肌的问题，通过对臀下神经的针刺并结合如臀桥、弓箭步、深蹲等相应功能锻炼动作，可以强化臀大肌，进而缓解腰背部和腿部疼痛。

股后皮神经亦在臀大肌深面下行，后浅出臀大肌至股后区，支配股后区的肌肉和皮肤，如一些患者诉臀部感觉麻木疼痛，可以通过调节针刺方向驾驭针感，刺中股后皮神经以改善相应症状。

坐骨神经在梨状肌下孔的最外侧，穿出梨状肌下孔后下行至股后区并支配走行对应的皮肤和诸肌，在下一节将重点分析。

若患者梨状肌损伤、痉挛或出血肿胀时，容易压迫上述四条神经而引起神经分布区域的疼痛，如腰腿痛、生殖器官的疼痛等。秩边穴是我治疗下肢疾患经常使用的穴位，针刺秩边时，可以逐渐改变针体方向，使针尖能依次刺激到上述四条神经，达到“一穴多效”的目的。

### 八、奇神经节及针刺点（秩边）

**【位置】**奇神经节，位于骶神经节下方、骶骨前面。可通过秩边或长强针刺。

**【取穴】**秩边：属足太阳膀胱经，在骶区，横平第4骶后孔，骶正中嵴旁开3寸。

**【主治及腧穴新用】**刺此神经节可治疗痛症和生殖系统病症，如腰椎退行性病变引起的腰痛、痛经、会阴部带状疱疹后神经痛、盆腔部癌痛、下肢疼痛、阳痿及脑卒中后下肢功能障碍等。

**【刺法及针感】**患者俯卧位，取秩边和腰俞穴（骶管裂孔处）做一连线，通过该连线做一与水平面垂直的平面。局部皮肤先用碘伏消毒，后用75%酒精棉球脱碘，采用0.35mm×125mm芒针，从秩边穴处进针，透向腰俞穴深面，即使针身保持在上述形成的平面内，并与水平面呈30°角，斜向下深刺约100mm停止进针。若针尖碰到骶骨后进针深度未到100mm，适当增大芒针与皮肤夹角，直到芒针紧贴骶骨达到进针深度，此时针尖位于奇神经节附近，患者可有酸胀感或针感向会阴部或小腹部走窜。

**【临床体会】**奇神经节位于直肠后方、骶尾关节前部，是脊椎旁两侧交感神经链的最终汇合点，负责接收来自腰骶部的交感、副交感神经纤维，负责交感神经疼痛信号的传递。1990年Plancarte首次论述用奇神经节阻滞治疗会阴痛，并获得良好疗效。近年来，国内外神经节阻滞和破坏性治疗主要用于痛症和生殖系统病症，如痛经、会阴部带状疱疹后神经痛、盆腔部癌痛、下肢疼痛及阳痿，国内最早用奇神经节阻滞治疗痛经的报道见于2009年。笔者2021年在国内外首次发表奇神经节的针灸相关论文。奇神经节治疗痛症的机制为刺激奇神经节可扩张疼痛区域中交感神经支配的血管，通过改善血液循环达到止痛效果。

解剖研究测量发现，穿刺针从皮肤到奇神经节距离平均值为62.83mm，神经节与直肠最短距离平均值为4.25mm。目前有经旁正中穿刺、经骶尾关节（骶尾间盘）穿刺、经尾骨穿刺阻滞入路。以经旁正中穿刺入路为例，在CT引导下，术者在骶尾关节旁7~8cm处与皮肤呈30°角进行穿刺。以上阻滞或毁损术通常需要在CT或C型臂X线机引导下操作，均存在潜在风险，如麻醉药误入血管导致毒性反应或刺破骶正中动脉导致大量出血。而用针灸针进行奇神经节触激则可避免上述弊端。笔者分别借鉴经旁正中穿刺和经肛尾韧带穿刺阻滞入路术式，进行秩边深刺法和长强深刺法，因临床操作隐私问题，多采用秩边深刺法。需要注意的是，因奇神经节位于骶尾关节和直肠之间，贴近骶尾关节，在开始针刺时芒针针身同水平面夹角勿超过 30°，避免因角度过大刺入直肠而无法直接刺激奇神经节，若针尖碰到骶骨，则逐步增大角度，直到针尖滑过骶骨达到进针深度。

中医学虽无直接针刺奇神经节的相关论述，但奇神经节位于腰俞穴的深面，被骶尾关节阻挡，可通过芒针经秩边深刺或经长强深刺到达相应部位。秩边穴归属足太阳膀胱经，可激发膀胱经气，疏通膀胱经脉，主治腰骶痛、便秘、阴痛。秩边穴本身是临床上芒针应用的重要穴位，传统多用秩边透水道，治疗小腹、前阴等泌尿和生殖系统各种病症。其作用机制和刺激盆丛神经内的交感神经与副交感神经相关。而笔者采用经秩边穴透刺奇神经节点，可更直接发挥神经调节效果。奇神经节和腰俞穴、长强穴相关，故笔者命名奇神经节点为“内腰俞”或“强腰穴”。腰俞穴和长强穴可主治月经病、腰脊痛和尾骶痛，与现代医学中奇神经节阻滞的适应证相应，现代医学研究进展和传统针灸理论为芒针深刺奇神经节治疗痛经奠定了相应基础。而通过针刺奇神经节治疗相应疾病，既能发挥神经调节生理作用，又避免了神经阻滞的风险，且操作简单。奇神经节治疗疾病可能不只限于痛症，针刺奇神经节或骶尾部的交感及副交感神经可发挥广泛的神经调节作用。

**交感链二终归一，腰俞深面名为奇。顽固疼痛有所苦，秩边进针世间稀。**

## 九、坐骨神经分支及针刺点（环跳、承扶、殷门）

**【位置】**坐骨神经是身体最粗大、行程最长的神经，其主要来源于骶丛。一般从梨状肌下孔穿出盆腔至臀大肌深面，于坐骨结节与股骨大转子连线中点深面下行至股后区，在股二头肌长头深面下行，至腘窝上方分为胫神经和腓总神经（见图 2-5-7）。坐骨神经可通过环跳、承扶、殷门针刺。

**【取穴】**环跳：属足少阳胆经，在臀区，位于股骨大转子最高点与骶骨裂孔的连线上，当外 1/3 与中 1/3 的交点处。

承扶：属足太阳膀胱经，在股后区，臀沟的中点。

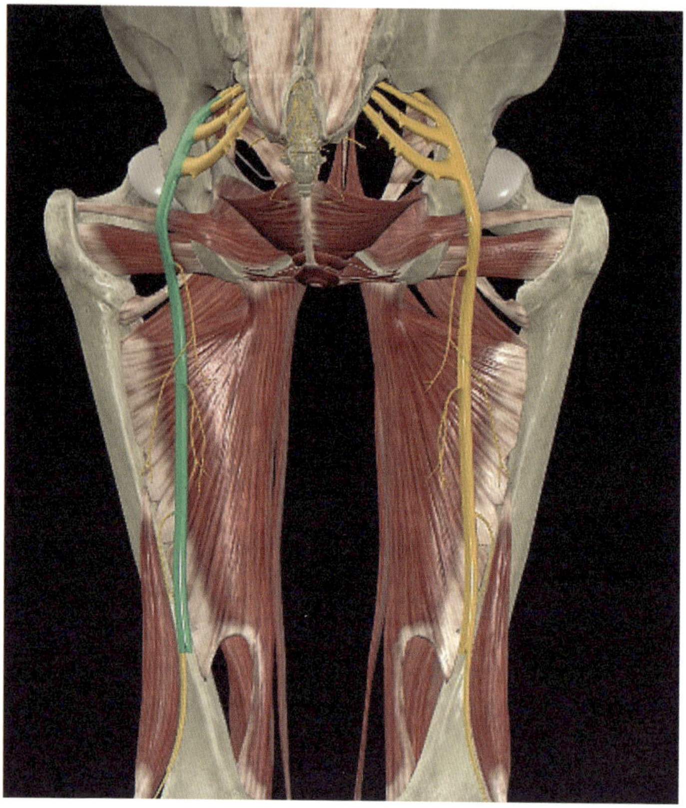

图 2-5-7 坐骨神经（绿色）（图片来自万康人体解剖软件）

殷门：属足太阳膀胱经，在股后区，臀沟下 6 寸，股二头肌与半腱肌之间。

【穴位解剖】环跳在臀大肌、梨状肌下缘；内侧为臀下动、静脉；布有臀下皮神经、臀下神经，深部正当坐骨神经。

承扶在臀大肌下缘；有坐骨神经伴行的动、静脉；布有股后皮神经，深层为坐骨神经。

殷门在半腱肌与股二头肌之间，深层为大收肌；外侧为股深动、静脉第 3 穿支；布有股后皮神经，深层正当坐骨神经。

【主治】传统针刺上述穴位治疗腰腿痛、下肢痿痹等。刺及神经可治疗坐骨神经走行过程中所支配肌肉、皮肤的痛症，以及脑血管病所致下肢无力。

【刺法与针感】患者俯卧位或侧卧位，选择 0.30mm×75mm 的无菌针灸针直刺，患者有局部或远端放射感。

【临床体会】《针灸甲乙经》载“腰胁相引急痛，髀筋瘛，胫痛不可屈伸，痹不仁，环跳主之”，载殷门主“腰痛得俯不得仰”。环跳、承扶、殷门治疗腰腿痛、下肢痿痹效果较好，针灸医生对上述穴位比较熟悉，故不再进行详细描述。

## 十、胫神经及针刺点（委中、承山、太溪）

【位置】胫神经是坐骨神经干的延续，由 $L_4$—$L_5$ 和 $S_1$—$S_3$ 脊神经的纤维组成。在腘窝内，胫神经与腘血管伴行，在小腿经比目鱼肌深面伴胫后动脉下降，绕过内踝后方，分为足底外侧神经和足底内侧神经（见图 2-5-8）。其肌支支配小腿肌后群和足底诸肌；其皮支分布于小腿后面下部、足底、小趾外侧缘皮肤。胫神经可通过委中、承山、太溪针刺。

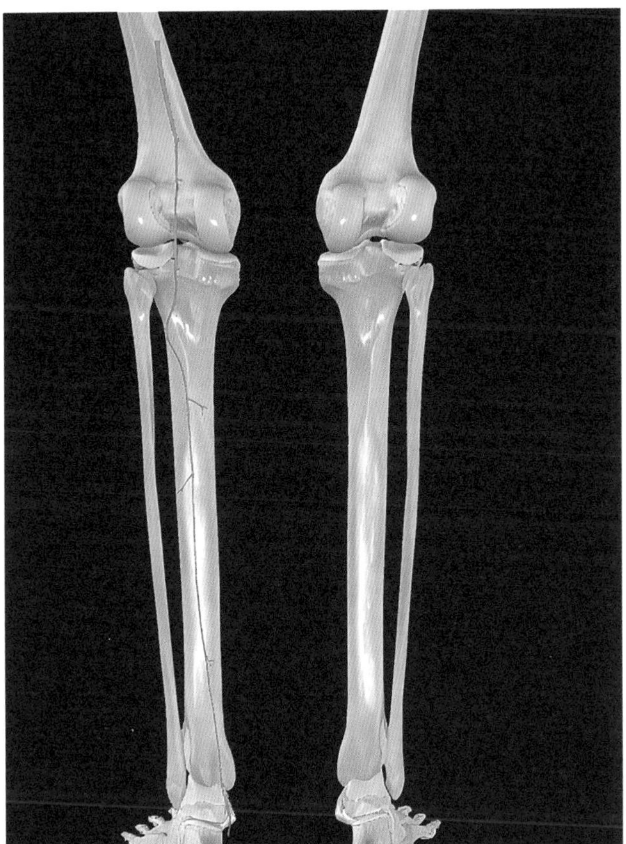

图 2-5-8　胫神经（绿色）（图片来自万康人体解剖软件）

**【取穴】**委中：属足太阳膀胱经，在膝后区，腘横纹中点。

承山：属足太阳膀胱经，在小腿后区，腓肠肌两肌腹与肌腱交角处。

太溪：属足少阴肾经，在足踝区，内踝尖与跟腱之间的凹陷中。

**【穴位解剖】**委中在腘窝正中，有腘筋膜；皮下有股腘静脉，深层内侧为腘静脉，最深层为腘动脉；分布有股后皮神经，正当胫神经处。

承山在腓肠肌两肌腹交界下端；有小隐静脉，深层为胫后动、静脉；布有腓肠内侧皮神经，深层为胫神经。

太溪有胫后动、静脉分布；布有小腿内侧皮神经、胫神经。

**【主治】**传统针刺上述穴位治疗腰腿痛，此外，委中治疗腰腿痛、下肢痿痹、皮肤瘙痒、腹痛、急性吐泻等，承山可治疗痔疾、便秘、腹痛，太溪主治遗精、阳痿、消渴、便秘、咳嗽、咯血、耳聋等病偏阴虚者。刺及神经可治疗胫神经所支配肌肉、皮肤的痛症。

**【刺法与针感】**患者仰卧位或俯卧位，选择 0.25mm×40mm 或 0.30mm×75mm 的无菌针灸针直刺，委中、太溪深度 1~2cm，承山可 5~6cm，患者有局部或远端放射感。

**【临床体会】**针灸医生对上述穴位比较熟悉，故不再进行详细描述。

## 十一、前路坐骨神经及针刺点（髀关透承扶）

**【位置】**坐骨神经走行上文已述及，一般采用俯卧位针刺坐骨神经，然在临床上为了针刺方便还可取仰卧位，通过调整针刺方向对坐骨神经进行刺激，可采用髀关透承扶法。

**【取穴法】**髀关：属足阳明胃经，在股前区，股直肌近端、缝匠肌与阔筋膜张肌 3 条肌肉之间凹陷中取。或于髂前上棘与髌底外侧端的连线与耻骨下缘水平线的交点处取穴。

承扶：属足太阳膀胱经，在股后区，臀沟的中点。

临床上前路坐骨神经的针刺点有 3 种取穴法，读者可根据习惯选择。通常第二种方法更便捷。

第一种方法，先确定髀关的位置。临床上，髀关穴的定位有一定难度，可先找到腹股沟韧带、髂外动脉搏动处的冲门穴，在其旁开 2 寸、耻骨联合下 2 寸处取穴，即在髀关内下方约 1cm 处针刺。

第二种方法，确定腹股沟处的髂外动脉或股动脉搏动处（股动脉是髂外动脉的直接延续，起自腹股沟韧带中点的后方），通过上述搏动点画一垂直于腹股沟的直线，直线上距腹股沟韧带 4~5cm 处即为针刺点。见图 2-5-9。

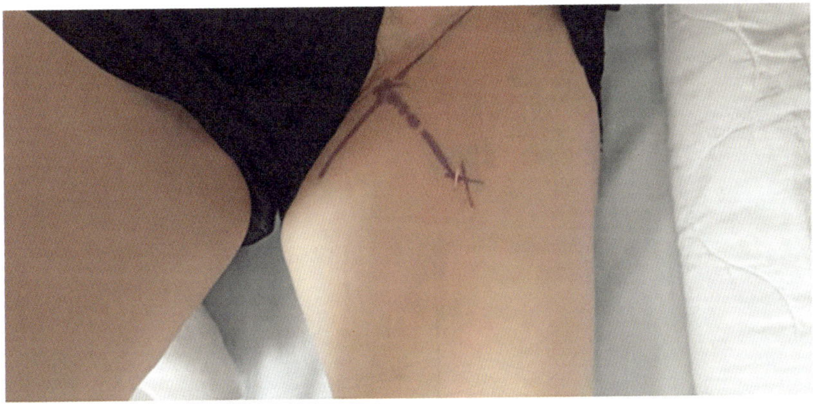

图 2-5-9 前路坐骨神经针刺点取穴法

第三种方法，髂前上棘至耻骨结节之间连线，在该线的中、内 1/3 处做一垂线，再从大转子尖端向内侧引一与第一条线平行的直线，两线交点即为针刺点。见图 2-5-10。

**【穴位解剖】**因实际针刺点不在髀关正下方，故解剖不予列出。

承扶在半腱肌与股二头肌之间，深层为大收肌；外侧为股深动、静脉第 3 穿支；布有股后皮神经，深层正当坐骨神经。见图 2-5-10。

**【主治】**下肢运动系统疾病及相关痛症，如腰椎病、坐骨神经痛、股神经痛、膝关节炎、脑血管病下肢功能障碍等，均可酌情选用本针刺点。

**【刺法及针感】**第一种取穴法：患者取仰卧位，找准针刺点并进行常规消毒后，采用 0.35mm×125mm 无菌针灸针经针刺点垂直刺入，针尖朝向承扶（臀沟中点处）方向，进针 8~12cm 即可出现足部放射感。第二种、第三种取穴法在直刺过程中多先碰到股骨干，此时可先退针至皮下，向略朝内的方向针刺。当针尖触及股骨内侧缘时，继续进针约 3~5cm 即可到达股骨稍后方的坐骨神经间隙，医者指下可有落空感，此时仅需轻微调整针尖方向就可刺到坐骨神经，也可指示患者内旋髋关节，使坐骨神经主动靠近针尖进而对其产生刺激。

第二种、第三种取穴法是坐骨神经阻滞方法的入路，因神经阻滞的目的是阻滞单一神经，所以其选择的针刺点更靠外，可以减少对股神经的损

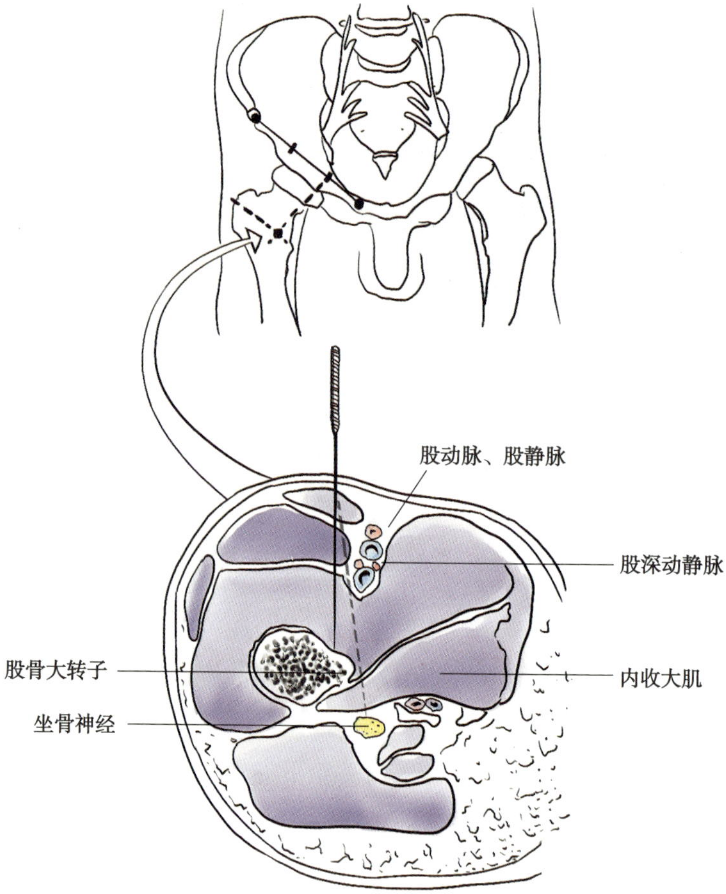


图 2-5-10　前路坐骨神经针刺点及前路坐骨神经入路示意图（冉大为绘制）

伤。而针灸针则无安全之虞，相反，同时刺激股神经可能取得更佳的疗效。

**【临床体会】**坐骨神经走行在大腿后方大致成一条直线：坐骨结节和股骨大转子连线中点开始下行，向下与股骨内侧髁、股骨外侧髁连线中点处作一直线，该线即为坐骨神经在大腿后部的体表投影。坐骨神经在走行过程中完全被股骨覆盖，故而在一般情况下，取俯卧位更能针刺到坐骨神经，临床常见中风病或脑血管病后遗症、坐骨神经痛等病症的治疗多在侧卧位或俯卧位条件下针刺环跳、承扶等下肢后方穴位。但临床中不可对同一腧穴进行长时间刺激，且严重腰腿痛或中风病后遗症患者俯卧位针刺治疗有困难，故而我们需要寻求其他能针刺到坐骨神经的方式。笔者的临床经验是经前路针刺坐骨神经，即在仰卧位状态下针刺，这是一种比较符合人体工程学的针刺方式，操作时无须变动体位，能够有效避免体位调整给患者带来的疼痛和损伤，可增加患者的舒适性和安全性。若患者偏胖，可在臀下垫一薄枕以便更好地显示腹股沟，方便取穴。

坐骨神经属于骶丛神经，是人体最大的神经，支配腘绳肌等大腿后群肌，司伸髋屈膝的功能。而股神经属于腰丛神经，支配大腿前群肌，司屈髋伸膝的功能。现代解剖表明，髀关穴下有股直肌、股外侧肌、股神经等结构，承扶下有臀大肌、股二头肌、半腱肌和坐骨神经等结构，通过髀关透承扶可完成对股神经、坐骨神经的刺激，从而调节协调髋关节、膝关节屈伸功能，可谓“腰丛骶丛双刺激，一针两穴世间稀”。临床中使用本法治疗中风病患者大腿屈伸不利时，将针体更靠近股动脉方向针刺就可同时刺激股神经和坐骨神经，进而刺激相关神经支配的大腿前群肌和后群肌，完成足阳明胃经和足太阳膀胱经的双得气；若治疗 $L_5$ 以下腰椎病、骶丛神经损伤或梨状肌综合征，即单纯坐骨神经痛的患者，可取用常规针刺方向而不对股神经产生刺激。因神经走行变异是人体常见情况，故上述取穴定位方法仅供参考，医生需要根据患者病位、体格、耐受情况等选择针感的产生和传导方向及刺激强度，做到“气至病所”。

因本法针灸医生应用较少，故编辑一歌诀以帮助记忆：

**坐骨神经最粗大，不用翻身正面扎。髀关针刺巧取穴，芒针深刺效果佳。**

## 十二、隐神经及针刺点（箕门）

**【位置】**隐神经是股神经中最长的皮支，也是全身最长的皮神经，主司髌骨下方、小腿内侧面及足内侧缘的皮肤（见图 2-5-11）。可通过箕门针刺。

**【取穴】**箕门：属足太阴脾经，在股前区，髌底内侧端与冲门的连线上 1/3 与下 2/3 交点，长收肌和缝匠肌交角的动脉搏动处。即当血海与冲门连线上，血海上 6 寸，指端深压可出现向小腿的放射感。

**【穴位解剖】**箕门在缝匠肌内侧缘，深层有大收肌；有大隐静脉；布有股前皮神经，深层有隐神经。

**【主治】**传统针刺箕门治疗小便不通、遗尿、鼠蹊（腹股沟）肿痛。刺及神经可治疗膝关节疼痛、内踝及足内侧缘、趾的皮肤疼痛等。

**【刺法与针感】**患者仰卧位，确定好箕门位置后，取 0.25mm×40mm 的

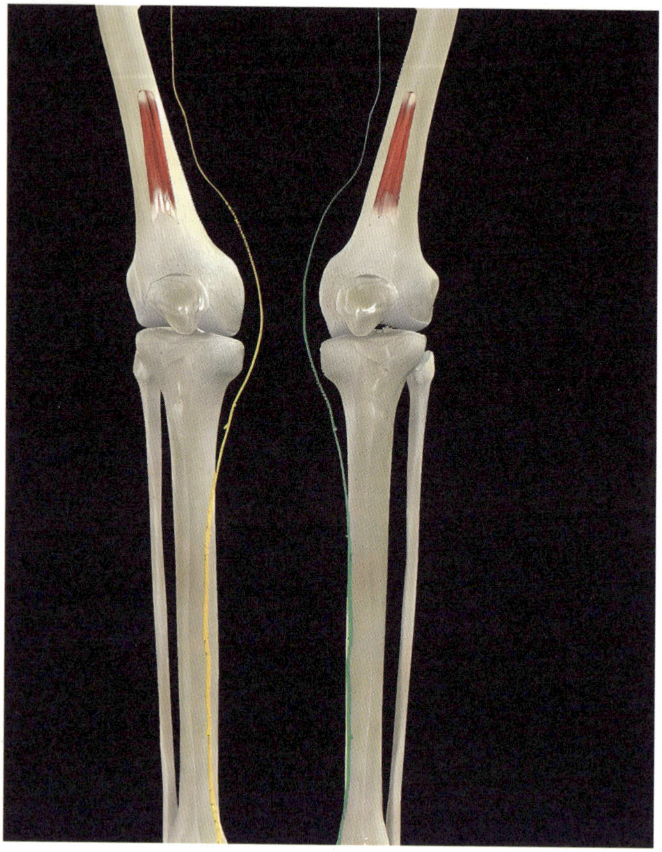

图 2-5-11　隐神经（图片来自万康人体解剖软件）

无菌针灸针直刺 2~3cm，当患者出现膝内侧和小腿内侧的异常感觉时，即表明刺激到隐神经。

**【临床体会】**箕门为足太阴脾经穴位，现代解剖认为，其下分布有股内侧肌、隐神经等结构。可通过针刺该穴对隐神经进行刺激，进而治疗其神经分布区域的病症。此外，足太阴脾经的循行也和隐神经或股神经走行有很大关联。虽然隐神经为感觉神经，但对于中老年人膝盖内侧疼痛、腿打软的症状，除外膝关节的病变后，则可能是隐神经卡压所致，针刺刺激或者针刀松解可获得良好效果。这也提示临床医生，“治膝不在膝”“膝痛不治膝”。虽然膝关节疼痛是针灸科的常见病，但局部阿是穴治疗有时候并不能解决问题。因人体很多肌肉损伤均可导致膝关节的疼痛，如臀小肌、阔筋膜张肌、缝匠肌、股四头肌、髋内收肌群、腘绳肌、腘肌、跖肌、腓肠肌、比目鱼肌等。肌肉本身的问题或者神经卡压后引起肌肉疼痛等都会引起膝关节疼痛，需要医生仔细查体，分“经”论治，这里的“经”可以指经络，也可以指神经，还可以指肌筋膜、运动链。

因本穴位针灸医生相对应用频率偏低，且在治疗膝关节疼痛、下肢无力上有较好疗效，故编写一歌诀以方便记忆：

**隐神经为最长皮，内侧循行太阴脾。膝盖内痛腿打软，箕门针刺效最奇。**

## 十三、腓总神经及针刺点（委阳、阳陵泉）

**【位置】**腓总神经是由坐骨神经在腘窝近侧分出的胫神经和腓总神经的二大分支之一，分出后其沿着股二头肌肌腱向外下方走行，绕腓骨颈向前穿腓骨长肌分为腓深神经和腓浅神经。可通过委阳、阳陵泉针刺。

**【取穴】**委阳：属足太阳膀胱经，在膝部，腘横纹上，股二头肌腱的内侧缘。

阳陵泉：属足少阳胆经，在小腿外侧，腓骨头前下方凹陷处。临床针刺时可向腓骨颈方向斜刺，表浅即有放射感。

**【穴位解剖】**委阳在股二头肌腱内侧；有膝上外侧动、静脉；布有股后皮神经，有腓总神经经过。

阳陵泉在腓骨长、短肌中；有膝下外侧动、静脉；当腓总神经分为腓浅神经及腓深神经处。

**【主治】**委阳主治腹满、小便不利、水肿、腰腿痛，阳陵泉主治口苦、呕吐、吞酸、胁痛、膝肿痛、下肢痿痹。刺及神经可治疗小腿外侧、外踝、足背和足趾部位疼痛或异常感觉，还可治疗腓神经卡压症、腓总神经炎和坐骨神经痛之小腿外侧疼痛。

**【刺法与针感】**委阳：患者俯卧位，取0.25mm×40mm的无菌针灸针直刺2~3cm。阳陵泉：患者仰卧位，取0.25mm×40mm的无菌针灸针向下斜刺，即向腓骨颈方向刺，深度1.5cm左右，患者小腿可出现放射性异常感觉。

**【临床体会】**委阳是三焦下合穴，可通利三焦，通调水道，故可用于治疗腹满、小便不利、水肿等疾患，如《百症赋》“委阳、天池，腋肿针而速散”。阳陵泉为胆经之合穴和下合穴，故可以治疗胆系疾病引起的相关症状，如口苦口酸、胁痛等病症。据《灵枢·经脉》篇载，足少阳胆经可治疗："头痛，颔痛，目锐眦痛，缺盆中肿痛，腋下肿，马刀、侠瘿，汗出振寒，疟，胸胁、肋、髀、膝外至胫、绝骨、外踝前及诸节皆痛，小指次指不用。"阳陵泉位于腓骨头前下方，故可治疗膝关节周围疼痛及下肢痿痹，即《针灸大成》所载主"膝股内外廉不仁，偏风半身不遂，脚冷无血色"。现代医学认为，阳陵泉附近有腓总神经，可通过针刺阳陵泉刺激腓总神经进而治疗该神经支配区域的病症，与传统医学中的主治病症有较高的重合。

## 十四、腓深神经及针刺点（解溪）

**【位置】**腓深神经为腓总神经在腓骨头周围分出的两大终末支之一，另一支为腓浅神经（下文论及）。腓深神经最后经踝关节前分布到足背皮肤，故可通过解溪针刺。

**【取穴】**解溪：属足阳明胃经，在踝区，踝关节前面中央凹陷中，踇长伸肌腱与趾长伸肌腱之间。简便取法：令足趾上翘，显现足背部两肌腱，穴在两肌腱之间，相当于内、外踝尖连线的中点处；也可由外踝开始沿足背与小腿交界处的横纹向内滑推，首先触及的一束肌腱即为趾长伸肌腱，其内侧即为解溪。

**【穴位解剖】**解溪在踇长伸肌腱与趾长伸肌腱之间；有胫前动、静脉；浅部当腓浅神经，深层当腓深神经。

**【主治】**传统针刺解溪治疗头痛、眩晕、癫狂、腹胀、便秘、下肢痿痹、足踝无力等足踝部病症、腹部病症和神志病症。刺及神经可治疗坐骨神经痛和小腿外侧疼痛不能行立者。

**【刺法与针感】**患者仰卧位，取 0.25mm×40mm 的无菌针灸针直刺，深度约 2cm，患者足部或足趾可出现放射感。

**【临床体会】**解溪是胃经的经穴，属火，据《难经》"经主喘咳寒热"可得，解溪可清胃经之热，正如《针灸甲乙经》载解溪可治疗"热病汗不出，善噫，腹胀满，胃热谵语"。又因解溪在足踝部，且其下有腓深神经，故可治疗足踝部的病症。

## 十五、腓浅神经及针刺点（光明）

**【位置】**腓浅神经为腓总神经的分支，在腓骨长肌、腓骨短肌和趾长伸肌下行，后分布于小腿外侧、足背和第 2—5 趾背的皮肤。可通过光明针刺。

**【取穴】**光明：属足少阳胆经，在小腿外侧，外踝尖上 5 寸，腓骨前缘。临床可取外踝上 10cm 作为针刺点。

**【穴位解剖】**光明在趾长伸肌和腓骨短肌之间；有胫前动、静脉分支；布有腓浅神经。

**【主治】**传统针刺光明治疗目痛、夜盲、目翳、近视、下肢、痿痹、乳胀、乳少。刺及神经可治疗腓浅神经走行相关区域疼痛。

**【刺法与针感】**患者仰卧位，取 0.25mm×40mm 的无菌针灸针直刺，深度 2cm 左右，以患者出现小腿外侧异常感觉为度。

**【临床体会】**光明为胆经络穴，有引邪外出、通络明目的功用，故称为光明，可治疗目痛、目盲等目系疾病，如《席弘赋》言“睛明治眼未效时，合谷光明安可缺”。现代医学认为，光明下有腓骨短肌、趾长伸肌、腓浅神经等结构，针刺此穴，对小腿前外侧及足趾背皮肤的痛症可有一定缓解作用。

### 十六、腓肠神经及针刺点（昆仑）

**【位置】**腓肠神经由来自胫神经皮支的腓肠内侧皮神经和腓总神经的腓肠外侧皮神经吻合而成，行于外踝后方和足背外侧缘，分布在足背和小指外侧缘皮肤（见图 2-5-12）。可通过昆仑针刺。

**【取穴】**昆仑：属足太阳膀胱经，在踝区，位于外踝尖与跟腱之间的凹陷中。

**【穴位解剖】**昆仑有腓动、静脉的跟骨外侧支；布有腓肠神经跟骨外侧支。

**【主治】**传统针刺昆仑治疗头痛、目痛、鼻衄、滞产、癫痫、颈项强痛、腰痛、足踝肿痛。刺及神经可治疗足跟外伤、足跟痛、跟骨刺、跟下滑膜炎及跟骨高压症引起的局部疼痛。

**【刺法与针感】**患者仰卧位，取 0.25mm×40mm 的无菌针灸针直刺，深度 1~2cm，以患者出现足部异感为度。

**【临床体会】**昆仑为足太阳膀胱经的经穴，《针灸大成》载其“主腰尻脚气，足腨肿不得履地，鼽衄，腘如结，踝如裂，头痛，肩背拘急，咳喘满，腰脊内引痛……妇人孕难，胞衣不出”，即可以治疗肩背、腰腿疼痛及

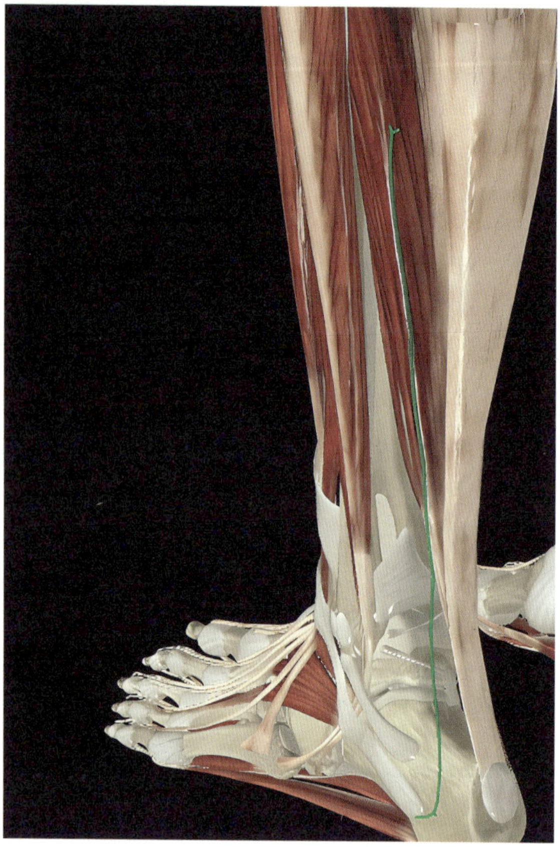

图 2-5-12　腓肠神经（图片来自万康人体解剖软件）

妇人难产等病症。现代医学认为，昆仑下有腓肠神经、腓动脉、腓静脉及小隐静脉等结构，故通过针刺可刺激腓肠神经，从而对外踝后、跟骨及足背处的痛症有明显疗效。

# 第三章
# 酸胀痛类针感和针刺点

## 第一节　以痛为输和“腧”途“痛”归

穴位和非穴位之间本身没有非常明确的界限，穴位的位置也不是一成不变的。据黄龙祥教授考证，古代仅靠文字描述穴位大概的位置，唐宋开始出现绘图加以标记，自古以来穴位的定位就是粗略的。很多古代著作描述的穴位位置也并非完全一致重合，黄龙祥教授认为唐宋时代的穴位明堂图、铜人图和针灸铜人，几乎找不到腧穴定位和所属经脉完全相同的图或铜人。在宋代以前，三阴交的位置是内踝上 8 寸，宋代王惟一《铜人腧穴针灸图经》定位在内踝上 3 寸，此后三阴交定位为内踝上 3 寸。因此，在宋代以后，高频率使用的三阴交的位置发生了变化。

很多学者反对穴位旁开 1~2cm 作为非穴点进行实验或临床研究，因为这种非穴点也可能在穴位的范围内。朱兵教授研究发现，如果一个穴位的面积以 $1cm^2$ 计算，全身 1/2 的面积都被穴位占据，如果每个穴位按照 1.5cm 的直径计算，穴位总面积将超过人体表面积！因此，寻找真正非穴区反而很难。体表的刺激都可能激发机体的一种普适性调节效应。而穴位敏化理论认为穴位是动态的，会随着内脏和躯体功能状态的改变而改变，从非敏化态（或沉寂）变成敏化态（或激活），甚至改变穴区的大小。故针刺类随机对照研究中的非穴位针刺可能不能作为严格意义的安慰针，因为非穴区针刺或者体表刺激也许就是针灸效应中的一部分，针刺研究很难像药物研究那样使用没有治疗效应的“安慰针”。

有时酸胀痛感觉之间也没有严格的界限，一些学者甚至认为酸其实是痛觉的变异，是轻度的痛，按压力量大了可能酸胀的感觉就变成痛觉。临床上医生判断穴位敏化的方法主要通过揣穴，根据患者反馈酸胀或疼痛的地方，或者皮肤色泽或质地发生改变的地方，从而确定敏化点，在这些地方针刺可能会取得更好的针刺效果。在治疗疼痛类疾病的时候，西方针灸的干针或激痛点，中医的阿是穴，虽然说法不一样，但是治疗疼痛的效果总体都是不错的。我们除了要重视传统腧穴定位，更要重视揣穴的过程。笔者提出的下述对应取穴法，是帮助寻找针刺点的方法，可以在某种程度上更容易找到敏化点。

梁繁荣教授指出“宁失其穴，不失其经”和“宁失其经，不失其穴”在治疗应用上的区别。前者适用于治疗脏腑病，以经络为主，其机制可能为神经节段调节；而后者适用于治疗疼痛类疾病，以阿是穴或敏化点为主。朱兵教授总结了3 728篇针灸临床采用奇穴和/或阿是穴的对照研究，发现疗效最好的是阿是穴，其次是奇穴，最后是经穴，结论是“活动着的、变化着的总比限定和被约束的具有生命力”。近年发表的一篇影响因子较高的针刺治疗膝骨关节炎的研究同样发现，加入了膝关节疼痛的阿是穴之后，疗效明显提高。这些阿是穴实质就是敏化态的穴位，位置是动态变化的，不是按照教材上的定位“长的”，需要去看、去按、去感受。

## 第二节　阿是穴特点及分布规律

阿是穴作为腧穴名称，首见于《内经》，如《灵枢·经筋》篇在治疗经筋病时就采用“以痛为输”的方法。但明确提出“阿是穴”的是孙思邈《备急千金要方·灸例》：“有阿是之法，言人有病痛即令捏其上，若里当其处，不问孔穴，即得便快或痛处即云阿是，灸刺皆验，故曰阿是穴也。”《辞海》注：阿，吴方言中作语助，表询问，相当于北方话的“可”，如阿是？阿好？“阿是”系吴语地区常用的问询语，至今仍是南京使用频率极高的问语，意为“是不是”。阿，当是施针者手指试压患者痛处时，患者发出的疼痛声；是，指明病者疼痛的位置。从这里可以看出，阿是穴是疾病的反应点，当人生病时，医生用切压的方法进行诊察，患者感到疼痛或舒适的部位就是阿是穴。所谓“不问孔穴”是指阿是穴既可能恰好是经穴或奇穴，也可能是经穴、奇穴之外的压痛点。笔者将阿是穴归入本章的酸胀痛类穴位中。

《备急千金要方·灸例》篇中：“凡孔穴在身，皆是脏腑荣卫血脉流通，表里往来，各有所主，临时救难，必在审详……又以肌肉纹理节解缝会宛陷之中，及以手按之，病者快然。如此仔细安详用心者，乃能得之耳。”孙思邈不仅提出了腧穴所应具备的特点，乃是脏腑荣卫、血脉流通，表里往来的通路，同时也告诉我们，阿是穴的取穴方法与《内经》中的“揣穴”方法有异曲同工之处，二者对于疼痛感都是十分重视的。

《灵枢·本脏》有云：“经脉者，所以行血气而营阴阳，濡筋骨，利关节者也。”经脉具有运行气血，联络脏腑器官，贯通上下，沟通内外的功能。当人体有病邪时，人体正气就会驱邪外出，经络就是病邪往体表传注的途径。当脏腑功能失调、病邪传注到体表时，在其相关的经络上经常会出现压痛点或结节、条索等异常反应点（物），有时相应部位的皮肤色泽、形态、温度也会发生相应的变化，而这些异常反应点（物）等也是调节相关脏腑功能的良效刺激部位。阿是穴也可协助诊断疾病，临床诊断工作中可取病变部位或附近压痛点、硬结或条索状物及敏感点等作为诊断的线索或参考体征。

阿是穴通常位于经筋容易发生损伤的部位，其分布有如下 6 个特点：

**1. 韧带等软组织的应力集中点** 当人体的活动超过一定阈值或持续足够长的时间后，就会产生经筋的损伤，出现筋挛、筋短、筋缩、筋结的病理改变。这些发生病理改变的部位往往就位于肌肉、韧带等软组织的应力集中点上，如肌肉、韧带的起、止点或肌腹，即经筋“结”“聚”之处。长期的应力刺激可致筋膜和肌肉产生紧张、痉挛，甚至代偿性增生、肥大，这些病理改变处往往就是阿是穴所在。

**2. 人体功能活动的应力集中点** 某些起主要作用的肌肉、韧带所受的应力比起辅助作用的肌肉、韧带受到的应力集中，所以损伤往往出现在所受应力集中的肌肉、韧带上。

**3. 起协同或拮抗作用的肌肉及相关韧带** 长期的慢性损伤及劳损则可累及协同或拮抗作用肌肉及相关韧带，引起肌肉起止点、肌腹及相关韧带的损伤，因而阿是穴也就出现在这些损伤处。

**4. 腱鞘、脂肪垫、滑囊、滑车、籽骨等处** 腱鞘、脂肪垫、滑囊、滑车、籽骨等作为运动系统的辅助和保护性结构，一般位于关节、肌肉功能活动较频繁的部位，起到保护相关肌肉、肌腱、韧带、骨关节的作用。当功能活动超过一定阈值或受到暴力损伤时，这些部位又往往成为损伤的高发部位，出现疼痛或/和功能障碍，如各种腱鞘炎、腱鞘囊肿、脂肪垫炎、滑囊炎等，而这些位置也是阿是穴的常见部位。

**5. 神经出口处**　神经出口处是指神经在分布走行途中经过的各种管道，如各种骨纤维管道、皮神经穿出筋膜处等，这些部位软组织的缓冲能力较差，局部受到摩擦碰撞的情况较多，因而容易卡压其内走行的神经而引起神经功能障碍，出现一系列神经分布区不同程度的感觉障碍、自主神经功能障碍、营养障碍，甚至运动功能障碍等，如各种皮神经卡压综合征、胸廓出口综合征、腕管综合征均属于这一类病证。这些神经的出口处也往往是阿是穴的位置。

**6. 肌筋膜附着处**　肌筋膜的功能首先是能减少肌间摩擦，保证每块肌肉或肌群能够单独进行运动，其次是供骨骼肌附着，以扩大骨骼肌的附着面积，将骨骼肌的拉力传向骨骼。在外伤及慢性损伤时，肌筋膜附着处及发生相对运动的肌间，往往会发生炎症、粘连，甚至发生挛缩、增生肥厚，进而产生各种临床症状。再者，外伤、劳损也可使筋膜间室的压力增高，使筋膜表面张力增高和筋膜代偿性增生肥厚，引发疼痛、麻木、拘挛等临床症状。这些发生炎症、粘连、挛缩、增生肥厚的筋膜处也是阿是穴常出现的部位。

另外，卢胜春提出“纠缠线”的概念，认为某些筋膜连接不同肌肉，而两组肌肉的收缩方向并不一致，会产生比较复杂的应力，在这些地方容易出现阿是穴。如腹肌的作用是使脊柱前屈或侧屈，止点是5—7肋软骨的前面，力线平行于人体垂直轴；胸大肌作用是使肩关节内收、旋内和前屈，胸大肌按起始部位不同，可分为锁骨部、胸肋部和腹部，腹部处起点是腹直肌鞘前壁，力线斜行走行。腹肌和胸大肌相连接的筋膜力线发生“纠缠”，长期受到两种方向应力的作用下，也容易出现阿是穴。

此外，某些色泽变化或斑疹、青筋处也属于阿是穴范畴，但和本章关系不大，故不详细叙述。以下为阿是穴的分布规律。

**1. 躯体疾病**　对于位于身体表面的大多躯体疾病，例如各种软组织损伤或关节炎，可以直接刺激患部痛点，当局部取穴因某些原因受到限制时，也可以在远隔或者邻近部位取穴。

**2. 内脏疾病**　内脏疾病的最佳刺激部位是它邻近或者远隔反射区的反应点。一般背部是比较容易出现反应点的位置，因其靠近相应的内脏，出现的阳性反应最可靠，而且针刺相对容易和安全。如哮喘病时的肺俞，肝胆病时的肝俞、膈俞、胆俞等。此外，四肢肘膝关节以下的远端也是内脏反应点的常见部位，如冠心病时的内关穴、胃肠病时的足三里穴等。牵涉痛也是一种内脏病的反应形式，如胆绞痛时右侧肩胛部（天宗穴）疼痛，胃病时前额部（印堂穴）疼痛等。

此外，笔者根据临床实践，总结出基于圆理论的阿是穴取穴方法，以及圆理论在臂部的具体运用——臂针，可以帮助寻找阿是穴，缩小取穴范围，供读者参考。

## 第三节　基于圆理论的对应取穴

### 一、圆理论

中医学起源于道易文化，中国古代哲学认为，太极是宇宙最原始的秩序状态，也是形成万物的本源。如《周易·系辞》曰："《易》有太极，是生两仪；两仪生四象，四象生八卦。"太极以圆为形，圆形既代表元气混沌为一，又代表宇宙。圆为天道，"天道曰圆"，《灵枢·岁露》曰"人与天地相参也，与日月相应也"。圆运动对于中医理论和临床有非常重要的意义，人体气机升降法于自然，应宇宙圆运动法则，人体亦有圆运动。如《素问·太阴阳明论》曰："阴气从足上行至头，而下行循臂至指端；阳气从手上行至头，而下行至足。"十二经脉流注起于手太阴肺经，止于足厥阴肝经。《灵枢·营卫生会》描述营卫二气曰："常与营俱行于阳二十五度，行于阴亦二十五度一周也。故五十度而复大会于手太阴矣。"表明人体经络之气及营卫之气等都是循环往复、如环无端形成类似太极圆运动调节机体。

清代医家黄元御重视人身中枢轴引起的圆运动，用"一气周流"立论阐释人体生理、病理及医理，近代医家彭子益则明确提出"圆运动"的概念，"古人观象于天，察法于地，发现气机运动循天环地，无所不在，循环不止，运动不息，其轨迹为圆形，故称气机运动为'圆运动'"。而中气或肚脐则是圆运动的枢纽。如《四圣心源》曰："阴阳未判，一气混茫。气含阴阳，则有清浊，清则浮升，浊则沉降……清浊之间，是谓中气，中气者，阴阳升降之枢轴，所谓土也。"黄元御重视中气脾胃升降，确立通利中轴以恢复圆运动升降的治疗思想。同样，肚脐在中医学中占有极为重要的地位，脐是胎儿吸收母体营养的通道，被称为神阙，《道藏》曰：“神者变化之极也，故名之以神，阙为中门，出入中门，以示显贵，人身以神志为最贵，此穴为心肾交通之门户，故称之神阙。”脐位于人体左右对称轴之上，且上下位置居中，交通心肾，故将神阙列为人体“中门”。《难经・六十六难》记载：“脐下肾间动气者，人之生命也，十二经之根本也，故名曰原……五脏六腑之有病者，皆取其原也。”任、督、冲脉合称为“一源三歧”，神阙是任脉的要穴，任脉为阴脉之海，总任一身之阴经。《素问・骨空论》曰：“冲脉者，起于气街，并少阴之经，侠脐上行，至胸中而散……督脉……其少腹直上者，贯脐中央。”神阙是任、冲、督三脉交会之处，是生命之根蒂，元神之阙庭，真气之所系，是与诸经密切相关的重要部位。脐在人体中位，交通上下，沟通先后天，关系人体经脉之气，是人体气机升降出入之枢纽，有重要的生理意义，故笔者以脐作为同心圆圆心，进行对应取穴。

无独有偶，列奥纳多・达・芬奇在1487年前后创作的素描作品《维特鲁威人》，画中展示出完美的人体对称性。以画中人的头、足和手指各为端点，正好外接一个圆形，肚脐便是圆心，男子两臂平伸站立，以他的头、足和手指各为端点，正好外接一个正方形（见图3-3-1）。这是从艺术的角度勾勒出人体蕴含的圆形和圆心，以及正方形的对称性。从文字学角度上研究，简化后的汉字“圆”从形态上像简笔画的《维特鲁威人》，“圆”外面的国字框像图画中的圆形或者方框，而“员”就像一个双手下垂的小人。“圓”是“圆”的繁体字，《说文》中曰“圜全也”，表示物体浑圆无缺口。而圆在《六书通》中篆体字为，仿佛在围墙包围下有一个小人，二者如此巧合。

## 二、对应取穴

腧穴有治疗与其相对应部位疾患的功能，这种功能即是腧穴的对应治疗作用。《内经》有“巨刺”“缪刺”等取穴方法，对应取穴法即在此基础上引申发展而成，今人称之为对应取（选）穴法。《素问・阴阳应象大论》有“善用针者，从阴引阳，从阳引阴，以右治左，以左治右，以我知彼，以表知里，以观过与不及之理，见微得过，用之不殆”，《灵枢・终始》

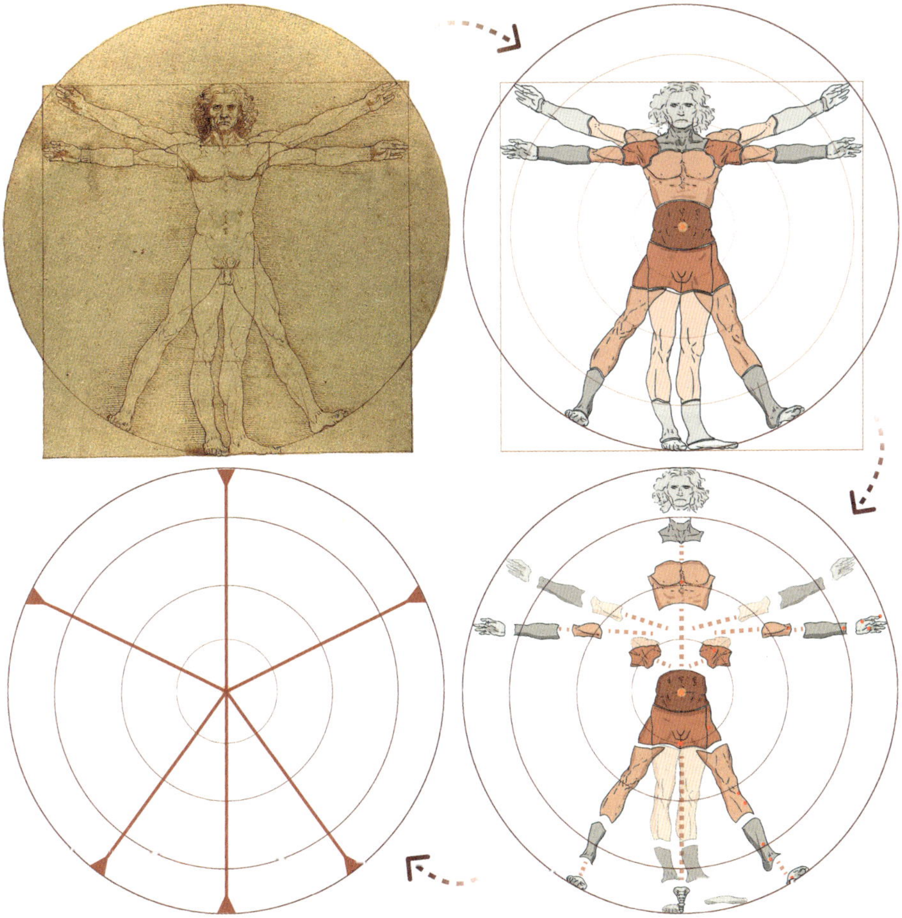

图 3-3-1　达·芬奇名作《维特鲁威人》及笔者拓扑变换（冉大为绘图）

“病在上者下取之，病在下者高取之，病在头者取之足，病在腰者取之腘”，《素问·五常政大论》云“气反者，病在上，取之下；病在下，取之上；病在中，傍取之”，《肘后歌》中说“头面之疾针至阴，腿脚有疾风府寻，心胸有病少府泻，脐腹有病曲泉针”及《四总穴歌》等，都是对这一规律的概括。对应取穴一般以肚脐或腹部为圆心，或以身体中线为对称轴进行对应取穴，如手足对应、肘膝对应、头足或头手对应。董景昌先生的董氏奇穴、王文远先生的平衡针疗法对此种取穴规律多有阐发和应用。如董氏奇穴以腹部为圆心、以四肢为边缘，形成对应区针刺，在临床上多应用治疗痛症。虽然针刺人体皮肤表面的任何部位都有可能产生一定的生物学效应或治疗作用，即“泛穴现象”，但这种现象也为选择穴位带来困惑，并带有较强的随意性，因而我们需要对取穴部位有规律性的认识。笔者从“巨刺”“缪刺”古代刺法出发，结合前人“圆运动”理论，建立基于圆理论的对应取穴法，这种取穴方法在治疗痛症等方面有较好的疗效，可供读者参考。

笔者依据中医经典和圆运动理论，受达·芬奇名画《维特鲁威人》和汉字“圆”的启发，结合前人对应取穴思路及个人临床经验，以脐为圆心，将头、双侧手足放于圆形上，试图建立基于圆理论的对应取穴法。通过基于圆理论的对应取穴法可缩小取穴范围，提高穴位选择的目的性，并能拓展身体部位的对应治疗功能，在临床中取得较好疗效，以下进行介绍。见图 3-3-1。

人体在胚胎发育早期，头部和尾部体积较大，后尾部逐渐变短，出现手足，成年之后尾部虽然退化但仍以尾骨形式保留，故人体可看作有头、尾、双手、双足六个末端。用一条曲线将这六个端点连在一起，形成一个以脐为中心的不规则的类圆图形。王永洲在《颊针疗法》中提到全息胚与整体之间结果比例的关系不完全按照正常解剖比例放大缩小，如腹针的全息图类似乌龟而并非人形，颊针的手、足、头的比例比实际解剖大，耳针、手针、第二掌骨侧针的反射区同样如此，对应取穴同心圆也有上述特点。拓扑学是研究几何图形或空间在连续改变形状后还能保持不变的一些性质的学科，它只考虑物体间的位置关系而不考虑它们的形状和大小。《维特鲁威人》的头部不在图画的圆的外圈上，但是头和四肢末端在外接的正方形上。笔者对《维特鲁威人》简化后头与四肢相接的正方形进行拓扑变换，变换成圆形，作为圆心的肚脐位置保持不变，将头部及虚拟的尾部拉伸后与外圈圆相接，将双臂和躯干的连接点从肩部往下移动，与肚脐接近，最后把人体躯干、上肢、下肢、尾部简化成从圆心发出的六条等长线段，形成对应取穴同心圆。在拓扑变换下，它们都是等价图形，形成以脐为圆心的多个同心圆（对应环）：①手、足、头（尾）；②腕、踝、颈；③肘、膝、剑突；④肩、髋、会阴。变换后的同心圆更有规律性，方便寻找对应治疗点，其中处于某个同心圆上的点可治疗其他同一圆上的点，即对应针刺治疗，可左右对应、上下对应或上下左右交叉对应。同心圆不仅限于以上 4 个，身体其他部位也可通过此图寻找对应针刺点。

### （一）手-足-头同心圆

针刺足部或者手部穴位可治疗头面五官疾患，《四总穴歌》中“面口合谷收”，古代典籍如《肘后歌》“头面之疾针至阴，腿脚有疾风府寻……顶心头痛眼不开，涌泉下针定安泰”；《灵光赋》“头目有病针四肢”；《标幽赋》“交经缪刺，左有病而右畔取，泻络远针，头有病而脚上针”“头风头痛，刺申脉与金门”；《针灸甲乙经》“胸中满……头眩……（足）临泣主之”“面肿目痈肿，刺陷谷出血立已”；《通玄指要赋》“牙齿痛，吕细（太溪）堪治”；《百症赋》“哑门、关冲，舌缓不语而要紧”。现代临床中，针刺十二井穴或者十宣放血在治疗脑血管病急性期及恢复期也有较多应用。笔者在临床上以劳宫、涌泉为主穴治疗动眼神经麻痹，针刺健侧足部穴位治疗中风后手功能障碍都取得良好效果。

### （二）腕-踝-颈同心圆

腕踝相应，临床上经常用丘墟治疗腕关节痛，用大陵治疗足跟痛。在腕、踝、颈方面，手腕部的后溪和足踝部穴位常用于治疗颈部疾患。如《八脉交会八穴歌》中“后溪督脉内眦颈”，《百症赋》曰“阳谷、侠溪，颔肿口噤并治”。有学者用太溪、复溜、申脉治疗神经根型颈椎病，董氏奇穴也常用水相穴（相当于太溪穴）、水仙穴（内踝骨直后之下2寸，跟腱前缘凹陷处）治疗颈椎病。高树中教授常选用束骨、昆仑、腕骨、太溪、大钟等穴治疗颈椎病。根据笔者经验，颈椎病或者颈部肌肉痉挛患者在解溪、太溪、申脉等穴及跟腱附近往往可找到相应压痛点，不拘泥腧穴标准位置而在压痛点进针后嘱患者活动颈部，往往当时便可取良效，甚至优于颈部局部取穴的效果。同样有意思的是，我们常称脚踝为“脚脖子”，很多方言也将手腕称为“手脖子”，“脚脖子”“手脖子”治疗脖子，同样是种取类比象或生物全息的思想。

### （三）肘-膝-剑突同心圆

肘膝相应，肘部尺泽、曲池可治疗膝关节疾患。如《针灸聚英·杂病十一穴歌》：“肘膝疼时刺曲池，进针一寸是相宜，左病针右右针左，依此三分泻气奇。”《肘后歌》：“鹤膝肿劳难移步，尺泽能舒筋骨疼；更有一穴曲池妙，根寻源流可调停。”剑突处附近有膈肌、胃、心脏及女子乳房等结构，肘膝关节处的曲池、少海、足三里、阳陵泉、阴陵泉等穴位可以治疗上述剑突附近疾患。《普济方》《针灸资生经》载治胸中满闷，穴曲池。曲池可治疗胸满、心腹刺痛等疾患，曲池为大肠经合穴，“合主逆气而泄”，曲池穴还可治胃气上逆的呕吐。《席弘赋》“心疼手颤少海间”，少海可治疗心痛等心系病症。足三里、阳陵泉可治疗胃痛、呕吐、噎膈。《杂病穴法歌》载“心胸痞满阴陵泉”，阴陵泉亦可治疗呕吐、胸满等病症。此外，阳陵泉还可治疗乳房疾患。

### （四）肩-髋-会阴同心圆

肩髋相应，《类经图翼》载居髎治肩引胸臂挛急不得举，《铜人》曰肩井治仆伤腰髋痛，《胜玉歌》说髀疼要针肩井穴。居髎可治疗肩关节疾患，肩井可治疗髋关节疾病。髋关节、肩关节周围穴位可治疗泌尿生殖系统疾病或用于催产。如髋关节附近的秩边，可治疗前阴、肛门、前列腺和妇科疾患，并有催产作用，但因秩边与会阴距离较近，属于近治作用的范畴，此处不详细叙述。肩井穴可以治疗半产、胎衣不下，现代针灸教材将肩井列为孕妇禁针穴。肩井可以用于催产及人工流产，如《备急千金要方》治难产方“针两肩井入一寸泻之，须臾即分娩”。

### （五）骶尾-头同心圆

哺乳动物都有尾巴，人类尾巴退化以尾骨形式保留，人类尾骨由3~5节尾椎融合而成。笔者将退化的尾巴加入图3-3-1，形成手-足-头-尾同心圆，骶尾部腧穴可以治疗头部及神志疾患。如会阴为十三鬼穴之一，名鬼藏，可治疗暴痫不知人、卒发癫狂。针刺会阴可开窍安神定志、通调髓海，治疗昏迷、癫狂痫等神志病。同样，长强也可治疗癫狂痫等神志疾患。但因此处部位不便针刺，故针刺骶尾部治疗头部疾患的临床研究相对较少，但经过笔者的临床探索初步表明，针刺骶尾部可促进脑血管病意识障碍患者恢复，通过针刀松解骶后孔及骶管裂孔可改善脑梗死患者感觉障碍症状，并有良好的止痛效果。

笔者还发现，腰椎间盘突出症的患者，如果症状表现分别为臀部疼痛、股二头肌疼痛或坐骨神经痛，可以分别针刺对称上肢三角肌、肱二头肌或臂丛神经的压痛点或者条索、结节，可令疼痛症状迅速缓解。这种临床疗效是常规取穴方法不易取得的。此外，根据头尾对应原则，可以通过针刺骶尾部穴位治疗脑血管病或神经系统疾病，这为我们提供了新的治疗思路。结合标本根节理论及通过基于圆理论的对应取穴实践，可能发现更多腧穴或者反应点治疗规律，提高针灸临床疗效。需要说明的是，笔者所列举的针灸歌赋、针灸古籍的例子，有很多理论依据来自传统的经络、脏腑理论，其实践效力也吻合于“圆理论”。基于圆理论的对应取穴法仍处于探索阶段。对应取穴法的基础理论可能还是中医经络理论，对应取穴法可能仅提供了一种较为方便的临床取穴方法。对应取穴法中能有较好疗效的可能还是循经取穴，其与传统经络理论的联系、取穴规律等内容需要进一步深入研究。

## 三、圆理论取穴的特殊形式——上肢对应取穴（臂针）

### （一）双手与头

把双手交叉后上肢并拢，交叉的双手酷似人体的头部，而且交叉的手指与大脑皮层的运动区、感觉区交叉支配躯体相类似；合谷部位恰好对应人体面部，故“面口合谷收”；拇短伸肌腱、拇长伸肌腱与胸锁乳突肌的胸骨头、锁骨头对应，落枕或胸锁乳突肌痉挛可以在这两肌腱间的阳溪穴附近处进行针刺；两拇指可对应动眼神经，受此启发，笔者通过针刺拇指指尖以治疗动眼神经麻痹，取得良好效果。临床上针刺十二井穴或者十宣放血在治疗脑血管病方面也有较多应用。

### （二）前臂桡侧面与人体前面

桡骨茎突上方的列缺和人体颈部突出的甲状软骨对应，相应的桡骨和人体胸骨对应，列缺位于前正中线上，对应人体任脉，故“列缺任脉行肺系”；桡骨茎突旁的桡动脉和甲状软骨旁的颈动脉相应，更为巧合的是，它们分别对应寸口脉和人迎脉；桡骨末端（肘部）与剑突对应，桡骨对应任脉鸠尾穴以上部分，桡骨和肱骨虽有肱桡关节相连，但关节面接触不密切，仅靠韧带相连，与剑突下无骨骼延续，多为肌肉组织分布相对应；剑突处附近有膈肌、胃、心脏等结构，肘关节处的曲池、少海等穴位可以治疗上述疾患。见图 3-3-2。

### （三）前臂尺侧面与人体后面

尺动脉与椎动脉对应；钩骨的突起与颞骨乳突对应；尺骨茎突与第七颈椎棘突相对应；尺骨对应人体脊柱上半部分，肱骨对应脊柱下半部分，尺骨、肱骨及其延伸部分对应人体的整个脊柱，或对应人体督脉，尺骨鹰嘴对应督脉脊中穴、中枢穴，后溪穴对应风府穴，故“后溪督脉内眦颈”。

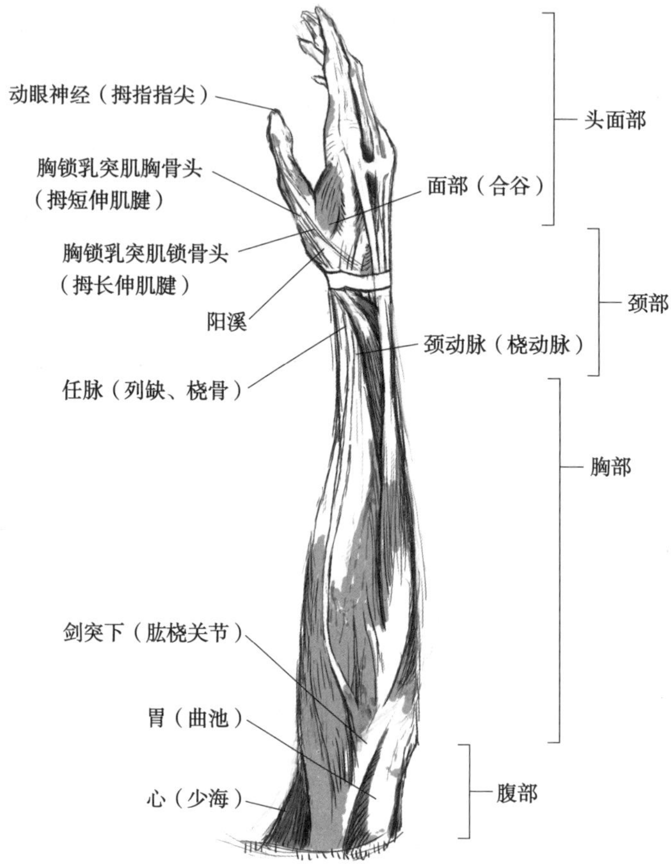


图 3-3-2 前臂尺侧面与人体后面（冉大为绘图）

见图 3-3-3。

**（四）前臂内外侧与胸腔、胁肋部**

前臂内侧表浅的掌长肌肌腱和桡侧腕屈肌肌腱与人体的食管、气管及纵隔相对应，内关、间使、郄门位于两筋间，可治疗心痛、心悸、胸胁疼痛、脉结代等心系疾患及咳嗽、哮喘、胸闷、气短、咯血等肺系疾患，故“心胸内关谋”；前臂外侧尺骨、桡骨间的外关、支沟，可治疗胁肋疼痛，对应胸部外侧面及肋骨，故“胁肋支沟取”。

**（五）肩部与髋、腹腔**

肩关节与髋关节相应；三角肌与臀大肌对应，针刺三角肌治疗以臀部疼痛为主的坐骨神经痛效果良好。肩关节周围穴位可治疗腹腔中生殖系统

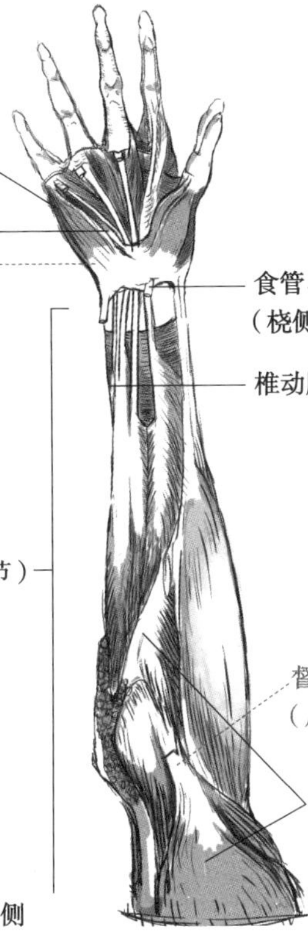


图 3-3-3　前臂桡侧面与人体前面（冉大为绘图）

疾病或催产，《备急千金要方》治难产方“针两肩井入一寸泻之，须臾即分娩”，肩井穴治疗半产、胎衣不下，用于催产及人工流产。腋动脉与股动脉相应，腋窝处极泉与腹股沟处冲门、急脉相应；腋窝与腹股沟相应，腋毛与阴毛相应，腋前大筋与男子宗筋相应。笔者治疗一位中年男性帕金森病患者的上肢震颤症状，取极泉等上肢穴位针刺，并嘱咐患者自己拨动“腋前大筋”产生放射感，一段时间后患者说自己小便功能和阳痿症状得到了改善，而笔者并未针刺腹部和腰骶部穴位，当然此案有偶然因素，需做进一步临床研究。

笔者临床中发现，上肢对应取穴有时可取得常规取穴难以取得的效果。治疗如落枕、胸骨痛、脊柱痛、臀部痛等躯体痛症，根据上述对应分布规律，针刺压痛、条索、结节的对应点或反应点，有良好的止痛效果，甚至针入痛止。应用上肢对应取穴还可拓展新的治疗方法，如笔者治疗后循环缺血的眩晕患者，除常规针刺风池、颈夹脊等穴位外，还根据尺动脉和椎动脉对应，配合针刺神门、通里，并嘱患者自行按摩尺动脉附近的条索或压痛点，获较好效果。此外，笔者个人认为上肢对应取穴比“耳针”“颊针”“手针”等微针疗法更容易掌握，因为上述微针取穴虽然有一定规律性，但规律性不是很强。如耳穴的分布需要多次反复的单独记忆才能完全掌握，而且穴位分布较为密集，在使用时难以准确定位。而上肢对应取穴通过取类比象思维方便理解和掌握，穴位或反应点按解剖结构分布，规律性较强，且相对分散，实际应用中可迅速找到肢体对应部位。

## 第四节　机 制 探 讨

圆理论的建立与太极气化、圆运动和“同气相求”理论有关，前两个在上文已有论述。“同气相求”源于《易·乾卦》。“同气相求”说明不同事物之间存在某种相似的属性及功能特点，在一定范围内构成了聚集性的关联与反馈性的感应。就人体经络而言，人体同名经之气相互贯通，相互感召，产生相似性和相关性，病理状态下机体会在相应区域出现特定的阳性反应点。双肢内侧面相向并拢即与躯干“同气”，针刺刺激四肢某区域，即可在躯干部产生刺激效应。

生物全息论虽然是20世纪70年代张颖清教授提出的，但早在《黄帝内经》中就有生物全息论的相关记载，如《素问·刺热》提出的以面部分候五脏，以及《素问·脉要精微论》中关于尺肤诊的记载。中医有“司外揣内”的说法，因为经络联系人体上下内外，故临床上可通过诊察外在的征象，从而推演出其所属的脏腑情况。现代医学认为生物全息的机制是通过外周组织与全身各部分之间的神经、体液、经络等联系途径，使其接收到来自各部的生理、病理信息。李志道教授指出，手腕和脚踝下方的穴位主要治疗面部和五官疾病，四肢肘部和膝盖以下至手腕和脚踝的穴位主要用于治疗内脏病。这种规律性治疗与躯干和上下肢的对应相一致，也属于生物全息现象。

胚胎发育理论认为人体卵细胞受精后19天，外胚层细胞形成神经板；27天形成神经管，头段形成脑，尾段形成脊髓，骶尾部的组织和脑部组织都来源于轴旁中胚层细胞，通过刺激骶尾骨部治疗头部病症，这可能是头尾相应的理论基础。

神经生理理论方面，在头手相应上，郭义教授团队做了大量工作，认为手指在大脑皮层的运动代表区和感觉代表区的投射面积要比身体其他部位大得多，手指是多条神经的集合处，分布有大量感受装置和很多动静脉网，手指与大脑相关的神经元的数量必然很多。通过刺激这些部位可以反射性地增加与其相关的神经元的活动，并调节大脑功能。其作用机制可能与改善脑血流和组织供氧、修复血脑屏障、激活网状上行激活系统重合的痛觉传导通路、改善炎性反应及调节局部离子平衡等有关。在头尾相应上，笔者认为刺激骶尾部可降低骶副交感神经张力，而迷走神经和骶副交感神经是副交感神经的重要组成部分，从而降低人体副交感神经兴奋性，产生止痛作用并提高感觉功能，改善中风病相关症状。

## 第五节 针刺阿是穴的工具选择

很多针具都可以对阿是穴进行操作，但效果不完全一样。一般来说，针对“以痛为输”的阿是穴，在一定范围内刺激强度越大效果越好。因为毫针直径较细，刺激量偏弱。如果患者体质较壮，或者可以耐受一定的疼痛，可以选择针刀、火针，甚至滞动针。

针刀医学认为粘连、挛缩、瘢痕、堵塞是软组织损伤的四大要素。针刀是针和刀的结合，除具有普通针刺的效应外，还能直接切割剥离、松解粘连，从而促进局部血液循环，提高组织代谢。通过针刀对病变组织的松解，能够解除神经压迫，产生应激反应，提高神经敏感性，实现对软组织的刺激与牵拉。

一些针灸医师未尝试过使用针刀，觉得针刀有一定危险性或更容易造成出血。其实这种担心是多余的，只要掌握一定的解剖基础，且是在软组织病变范围之内的松解切割，针刀造成的损伤很小。据考证，古代的针具直径都很粗，1968 年河北出土的汉代刘胜墓的金针和银针直径为 1.2~1.8mm，1976 年广西出土的汉墓的银针直径 2mm，1985 年广西出土的春秋时期的青铜针直径 1mm，汉代以前的金属针直径都超过 1mm，而现在常用的针刀的直径一般为 0.4~0.8mm，比古代针灸针都细。

初学者应严格遵守针刀四步进针规程：

**1. 定点**　在确定病变部位和该处的解剖结构后，在进针部位用记号笔做一记号或掐出指甲印。

**2. 定向**　使刀口线和大血管、神经及肌肉纤维走向平行，将刀口压在进针刀点上。

**3. 加压分离**　右手拇、示指捏住针刀柄，其余3指托住针刀体，稍加压力不使刺破皮肤，使进针刀点处形成一个长形凹陷，刀口线和重要血管、神经及肌肉纤维走向平行，这样神经、血管就会被分离在刀刃两侧。

**4. 刺入**　稍一加压即可穿过皮肤，此时进针刀点处凹陷基本消失，神经、重要血管分离在针刀体两侧。

并且做到破皮快、推进慢、运刀慢、出刀慢（一慢三快）。因为病变组织往往有粘连，神经、血管往往和病变组织粘连在一起，运刀慢给神经和血管逃逸留出足够的时间。出刀过快可使局部骤然形成过高负压，从而容易吸破毛细血管或静脉，造成出血过多或者血肿。

初学者也可以选择刃针或者美容针刀进行操作，这种针刀的直径为0.35~0.40mm，长度为35~50mm，透皮痛感小，无需麻醉，患者接受程度高。其实直径和长度同毫针并没有太大的区别。但是“生产工具决定生产力”，再细的针刀也有刃口线，能够产生切割作用，这是毫针不具备的，因此，毫针对于瘢痕粘连的处理弱于针刀。针刀、刃针在中医操作技术里属于微创类操作，其操作和诊室环境要求高于一般针灸操作，最好和患者充分沟通注意事项，有条件的可签署知情同意书。

笔者还推荐使用滞动针，滞动针由李振全发明。滞动针对软组织损伤等疾病有一定疗效。滞动针在保持传统毫针外形的基础上对传统毫针针具进行改良：①增粗毫针针体，以便增加针体的强度与操动针时的力度；②针体表面设有多条纵行微细“凹槽”，扩大了针体与组织的接触面积，以使摩擦力增强。选定进针点进针后，捻转针体90°~180°，针体即被固定，然后进行类似雀啄的牵拉或者颤动手法，操作10~30秒即可出针。关玲主编的《结构针灸刺法经验》中第一节就是讲的滞动针，个人认为以此治疗痛症效果良好。

# 第四章
# 凉热类针感

## 第一节　针具类：火针、毫火针、温针灸、冰针

火针疗法是用特制的针具将针体加热、烧红后，快速刺入人体的腧穴或部位，以祛除疾病的一种针刺方法。又称为“燔针”“焠刺”。

毫火针是以毫针代替传统火针针具而治疗疾病的方法。传统火针耐高温，可进行反复灼烧，而毫火针使用的是普通不锈钢毫针，在高温状态下容易变形，针刺过程中容易弯针。因此，可以选择直径稍粗且长度略短的毫针，如此方便操作，也更安全。规格 0.25mm×40mm 的毫针也可以作为毫火针针具，但难度较大，在接触患者皮肤后容易弯针造成表皮烫伤，不建议初学者使用。笔者经常使用 0.35mm×25mm 或 0.4mm×40mm 的毫针作为毫火针针具，烧灼和进针过程中不容易弯针，而且患者的灼热感或疼痛感较轻，较传统火针更易接受。一次性使用不锈钢毫针进行火针治疗时不可重复使用，以避免针体弯曲烫伤皮肤或因针尖反复淬火而变脆断针。

毫火针可以留针或者在肢体上进行多处针刺，如中风偏瘫患者或痹证的患者，可针刺并留针 30 针以上，这是传统火针所不容易完成的。毫火针使用便捷，有时诊室无传统火针，就可以用普通毫针进行针刺。

不论是普通火针还是毫火针，在烧针过程中最好让针体烧至红亮状态，一方面可使针刺过程更顺利，另一方面可减少患者灼痛感。如果点刺面部，如浅表的雀斑、扁平疣、黄褐斑等，可使用平头火针，温度可以不用过高。针刺前要充分告知患者可能会局部遗留瘢痕，治疗结束后一定告诉患者保持针孔清洁干燥，避免沾水造成感染，可签操作知情同意书。此外，现在临床上还有使用电火针者，电火针具有温度恒定的特点，笔者无电火针使用经验，故不进行相关介绍。

温针灸是在留针过程中，将艾绒搓团捻裹于针柄上点燃，通过针体将热力传入穴位。火针、毫火针、温针灸都具有较强的行气活血、温通经络的作用，可祛寒除湿、消癥散结、祛腐排脓、益肾壮阳、温中和胃。

火针或者温热性的刺激可以温经通脉，而寒邪易导致寒凝经脉，所以温热性的治疗相对较多。但实际上寒冷的刺激也有治疗作用，如关节扭伤后冰敷以减少局部组织渗出，起到消肿止痛的作用，或者发热时通过冰袋进行物理降温等。笔者在使用火针的过程中猜想阴阳是对立统一的，既然有火针，那应该也有冰针。后来经过检索发现的确有冰针的专利，以及可产生冷刺激治疗效果的电子冷热针灸仪。

冰针也有其应用范围。如治疗发热、牙痛或带状疱疹烧灼性的疼痛，可以选择大椎、合谷、阳池、下关、颊车、外关、曲池和疱疹处等进行冰针治疗，可以清热解毒、消肿止痛。冰针虽有相关专利，但并未在临床实践中得到广泛应用。如有需要可以按照以下方法制作简易冰针。

笔者最初将针灸针倒着放入冰格中加水冷冻成小冰块，取出后针刺。但因为冰块有一定的重量，容易让针灸针弯曲，且融化后的水也造成其他不便，故舍弃此法。后我将传统针灸针尾部套上或绑上小金属体放在冰箱中冷冻，或者将针柄粗大的盘龙针冷冻，治疗时取出针刺即可，因针柄有一定重量，冷感可维持较长时间，使用也较为方便，可供读者参考。

## 第二节　手法类：烧山火和透天凉

烧山火、透天凉手法是复式针刺手法。目前，《刺法灸法学》教材中关于烧山火的操作方法描述为：将腧穴的可刺深度分作浅、中、深三层或天、人、地三部。针至浅层得气，再先浅后深，逐层（部）施行紧按慢提法（或捻转补法）九数，然后一次将针从深层退至浅层，称之为一度（三进一退）。如此反复施术数度，待针下产生热感，即留针于深层。透天凉强调紧提慢按法，次数为六，先深后浅，不再详细记述。

烧山火和透天凉的操作手法各家都不太一样。按照教材上的记载，也很难操作出烧山火或透天凉的针感，我因此困惑了很长时间。直到我参加郑魁山家传操作手法培训班后，并结合名家张缙的经验，才可以操作出相应针感，以下为个人总结，读者可以参考。

郑氏热补法（烧山火简易版）操作：医生左手示指或拇指紧按针穴，右手将针刺入穴内，候其气至，左手加重压力，右手拇指向前连续捻按 3~5 次，候针下沉紧，针尖拉着有感应的部位，连续紧按慢提 3~5 次，拇指再向前连续捻按 3~5 次，针尖顶着产生感觉的部位守气，使针下继续沉紧，产生热感。根据病情留针后，缓慢将针拔出，速闭针孔。

郑氏凉泻法（透天凉简易版）操作：医生左手示指或拇指紧按针穴，右手持针刺入穴内，候其气至，左手减轻压力，右手拇指向后连续捻提 3~5 次，候针下沉紧，提退一分许，针尖向有感应的部位，连续紧提慢按 3~5 次；拇指向后再连续捻提 3~5 次，针尖拉着产生感觉的部位守气，使针下松滑，产生凉感。根据病情留针后，急速将针拔出，不扪针孔。

郑氏烧山火操作核心要点：一是押手力量的控制，在进行烧山火时，左手拇指作为押手，力量应逐渐增大；二是重插轻提，用力均匀；三是押手的位置的选择，确定患者热感传导的方向或者病所后，押手的位置要在针体或需要的传感方向的后方，并且按压力量始终不能消除。至于提插的次数，并非重点。透天凉与此类似，押手始终不离开穴位，力量逐渐减小。押手在整个过程中是比较累的，笔者常常完成几个穴位的操作后左手拇指便由于长时间按压，血液循环受限而变白，因个人能力有限，我只能完成 5 个穴位以内的手法操作，超过 5 个后左手拇指就开始酸痛无力，无法继续完成下去，因此，针灸人的确需要练功。

张缙总结了烧山火和透天凉手法的关键问题：其一，“胀酸”是热的最佳基础针感，“麻”是凉的最佳基础针感。其二，“搓针”是重要的一环，张缙教授提出“实搓”与“虚搓”的概念，实搓是搓针 1 圈，虚搓是以摩代搓、针体不转，使一种环形力量沿针体传入到腧穴中。搓针成功的标志是捻之不转，提之不出，插之不入，气满自摇。当针出现气满自摇、穴位内有麻感时，非常有利于凉感的出现，此时再施以飞法多使透天凉手法成功。其三，是针刺手法中“力”的问题。烧山火要徐进（先浅后深），针的用力方向要向穴内；紧按（着力重按），进针向内力度要强；插针向内，用力要重，要守气，时间要长。透天凉要徐退（先深后浅），针的用力方向要向外；紧提（着力轻提），提针向外用力要轻，力度均匀，不要守气，时间要长。其四，呼吸的配合，烧山火用口呼气，透天凉闭齿用嘴吸气。此外，郭松鹏团队创立的极浅刺针法，主要强调下压制热，提挑产凉，在浅部即可产生效果，不需要到深层。结合郑魁山和张缙，也都强调了向下和向上的压力变化在手法中的重要意义，读者可以参考运用。

火针和温针灸主要是通过针体产生的较高的温度，激活人体的温度感受器，让人体产生热感。而烧山火产热的机制较为复杂，目前也没有明确的定论，笔者更倾向于是通过调节自主神经使血管舒张而提高了局部血流灌注量。交感神经主要是促进微动脉收缩，从而增加血流外周阻力，提高动脉血压。人体多数器官的血管只接受交感神经支配。笔者个人认为，烧山火属于补法，而补法可能和激活副交感神经或者抑制交感神经有关，泻法可能与激活交感神经或抑制副交感神经有关。此部分内容会在下篇有专门论述。

烧山火有温阳散寒作用，可用于治疗寒证、痹证、瘫痪等。现代文献中烧山火操作选取的腧穴主要是足三里、三阴交、曲池、关元、阳陵泉、大椎、肾俞、合谷、风池和外关等腧穴。郑氏更有风池处“过眼热”，大椎处“通督热”和天宗处“透胛热”等常用腧穴和操作定式。

透天凉能起到泻热作用，可用于治疗热证、肝阳上亢、骨蒸潮热等，可以选取曲池、大椎、合谷、风池和外关等穴位。

# 第五章 微 针 感

在本书开始部分已经叙述过，不是所有的针刺都会产生明显针感。从进针部位分析，腹部由于浅筋膜层较厚，神经分布相对稀疏，浅刺时较少产生麻感及酸胀感，故腹部腧穴针感较弱。浅刺针法由于进针层次在浅筋膜层，神经分布稀疏，同样针感较轻。传统刺法的毛刺、半刺、扬刺等浅刺法，现代的浮针、美容针、皮内针、揿针及大部分微针疗法，包括腕踝针、腹针、脐针等，均没有明显的针感，但仍可取得一定疗效，本书称为微针感针刺法。下面进行简要介绍。

## 第一节 传统刺法

传统刺法中毛刺、扬刺、浮刺都属于浅刺类，毛刺为少针而浅刺，扬刺是多针而浅刺，浮刺是斜进针而向肌层横卧透刺，下面分别进行简要介绍。

毛刺，《灵枢・官针》言“刺浮痹皮肤也”，又可称之为“皮部刺法”。由于皮部循行于体表，呈带状分布，故皮部刺法的特点是多针浅刺，似毫毛一样轻、浅、多、密。毛刺法治疗邪客皮毛、肌肤痒痛、麻木不仁诸症。梅花针、七星针、滚筒针就是后世根据毛刺法改进仿制而成。

扬刺，《灵枢・官针》曰：“扬刺者，正内一，傍内四而浮之，以治寒气之博大者也。”它是在病变正中刺一针，而后在病变周围下四针，此为五针同用，针刺则不宜过深，行浅浮针法。因其针刺的部位较为分散，故称为扬刺，类似目前临床上的围刺法。本法适宜治疗寒气浅而面积较大的痹证。扬刺法针刺的部位较为分散、清浅，有祛寒止痛、行气活血、散瘀消肿之功。

浮刺，《灵枢・官针》曰：“浮刺者，傍入而浮之，以治肌急而寒者也。”浮刺法主要用于浅层肌肉的疼痛病症，适于皮肉浅薄处的穴位，如头面部、胸部正中线穴。于病痛处斜针浅刺久留，治疗风寒束表，肌肉拘急、酸困、麻木等病。

## 第二节 浮针疗法

浮针疗法是符仲华创立的针刺疗法。浮针疗法异于传统针刺疗法，采用独有的浮针针具（由针芯、软套管及针座保护套3部分组成），在疼痛部位周围进针，针尖直对病灶，针体在皮下疏松结缔组织行针并留针。浮针与传统针刺相比，其留针时间长，可达24小时。浮针疗法使用加粗针具，仿直型静脉留置针，以增强留针效应。再施以皮层下平扫、滚动手法，在单位时间内施以一定的刺激频率，变垂直点刺激为平面刺激，提高了在皮部及经筋层面的经络刺激。浮针疗法主要用于治疗疼痛类病症，如颈椎病、肩周炎、网球肘、腱鞘炎、滑囊炎、腰腿痛、膝关节炎、陈旧性踝关节扭伤等软组织伤痛。

浮针操作方法分为四步。

（1）进针：用右手持针操作，主要是以拇指、示指、中指三指把持针柄，斜持毛笔状，这时左手拇指、示指可以分居进针点两侧，轻按皮肤，调控皮肤的松紧度，使皮肤处于不紧不松的状态。针尖由远而近地直对病痛部位，针体与皮肤呈15°~20°进针，呈搁置状态。进针时用腕力迅速刺入皮下。

（2）运针：运针时，单用右手持针，使针体沿皮下向前推进，可见皮肤呈线状隆起。

（3）扫散：用右手拇指和中指捏住芯座，示指和无名指分居中指左右两边。拇指尖搁置在皮肤上，以拇指为支点，示指和无名指一前一后做杠杆运动，使针体做扇形运动。同时，用左手配合活动相关肢体。一个进针点的扫散时间大约为半分钟到两分钟，扫散50~200次。

（4）出针：扫散完毕，抽出针芯，用胶布固定留于皮下的软套管，留管6~8小时。

浮针操作简便、安全实用、相对容易掌握。针刺点一般从远到近，多数情况下，进针点选择在患肌周边，上、下、左、右或斜取皆可；尽量避开浅表血管，以免针刺时引起出血和刺痛；避开皮肤上的瘢痕、结节、破损、凹陷、突起等。

## 第三节　腹针、脐针疗法

腹针疗法由薄智云创立，通过针刺腹部的特定穴位，调节脏腑经络，达到治疗全身疾病的目的。腹针疗法基于以神阙穴为中心的腹部经络系统理论，从中医的阴阳五行理论和脏腑之间的联系的角度，进行相应治疗。取穴仍以传统腹部腧穴如中脘、下脘、气海、关元、水分、大横为主。在上述传统穴位的基础上，薄智云认为人体在腹部的全息影像酷似一个伏在前腹壁上的神龟。其颈部从两个商曲穴处伸出，其头部伏于中脘穴上下，尾部从两个气旁穴（气海旁开 5 分）处向下延伸终于关元穴附近，其前肢分别由滑肉门引出，在上风湿点屈曲，止于上风湿外点（上风湿点位于滑肉门外 5 分上 5 分，上风湿外点位于滑肉门外 1 寸），其后肢由外陵穴向外伸展止于下风湿下点穴（外陵穴下 1 寸外 1 寸），这一神龟影像分布于腹壁的浅层，构成了神阙调控系统中外周调节系统的主体。根据腹部的神龟生物全息影像，寻找身体病变部位在腹部的反应点，进行相应的刺激，以治疗疾病。

脐针疗法由齐永创立，通过扎脐部来调整人体阴阳，达到防病、治病的目的。脐针疗法与一般针灸方法在理论上有所区别，脐针疗法是将《易经》理论和针刺理论进行结合，用《易经》理论来指导临床治疗。通常进针部位在脐壁上三分之一。需要注意的是，传统理论认为肚脐是禁针部位，可能与过去无法严格消毒，针具粗大易造成感染相关。脐针针刺前要求用碘酊和酒精进行两次消毒，拔针后再次用酒精消毒，不会造成感染。齐永并未有脐部埋线的相关记述，传统羊肠线或蛋白线因容易造成较大局部组织反应，故不建议在肚脐周围用两者进行埋线。笔者使用高分子线，在严格消毒下，进行脐部的穴位埋线，可以安全进行，供参考。

基础研究表明，同节段的针刺效应在脊髓背角水平就可完成，仅需激活粗的传入纤维，故需要的针刺刺激强度较低。远节段的针刺效应经脊髓腹外侧索上行传递到脊髓中枢，需要激活多种传入纤维类型，故远节段的针刺效应的实现需要更高的刺激量。这可能是腹针、脐针或背俞穴一般不需要太强针感就可以取得一定治疗效果的原因。笔者常用腹针、脐针治疗内科病、妇科病、肥胖等。

## 第四节 穴位埋线疗法

穴位埋线疗法是一种集多种疗法、多种效应于一体的复合性治疗方法。该疗法将线体植入相应腧穴，通过线体对腧穴的长期持续刺激作用，以提高腧穴的兴奋性和经络的传导性，激发经气，调节气血，扶正祛邪，平衡阴阳，调节机体有关脏腑器官功能趋于平衡，从而对机体起到良性、双向性调节的作用。

穴位埋线疗法，因埋线针具较粗，刚刺入时会有较酸胀感，在之后的2~3天内也会有一定程度的酸胀感，但是在后续的7~30天几乎并无其他感觉。特别是一些高分子聚合线，线体柔软，埋入穴位后对身体刺激更小，可能在埋入之后就无明显感觉。因此，笔者将其归入微针感针刺的范围内。

目前穴位埋线的线体材料以可吸收性外科缝线为主，包括医用可吸收性羊肠线、可吸收性胶原蛋白线和高分子化学合成线。医用可吸收性羊肠线是以优质羊肠衣（多为黑山羊肠衣）为原料制成，按照是否由铬化物溶液浸制处理而分为铬制和平制两类。平制羊肠线为浅白略带黄色，线体不透明。铬制羊肠线由于加了铬呈绿色半透明状，若铬含量较多则呈现棕色。加铬后的羊肠线能延长刺激时间，有效发挥持续治疗作用。平制羊肠线吸收时间较短，在4~5日，铬制羊肠线吸收时间在2周左右。人体对羊肠线的吸收有一定的个体差异，羊肠衣原料不同也会影响到羊肠线的质量，从而影响人体组织的吸收，同时还会造成组织反应，如局部红肿、发热和感染情况，也会有线体长久不吸收造成皮下硬结的情况。虽然线体成本较低，但这些情况的出现属于概率问题，和操作是否规范及无菌程度无明确相关性，故笔者不建议临床大量使用。

可吸收性胶原蛋白线是从动物特定组织提取天然胶原蛋白为原料，经过特定生产工艺，运用生物学原理，将胶原蛋白重新整合加工制作而成的纯生物制品。由于其是将胶原蛋白先提取再合成的线体，此过程可以去除和处理生物原有的某些致敏因子，一般在使用中较少引起过敏，价格适中。

高分子聚合线主要由不同的生物化学分子合成，如聚乙烯醇（PVA）、聚乙交酯（PGA）、聚对二氧环已酮（PDO）、聚乳酸（PLA）和聚乙丙交酯（PGLA）等，此类高分子生物化学物质具有良好的生物性，与人体组织的相容性良好，无致癌和变异反应，在体内可逐渐降解为二氧化碳和水，中间产物也是体内正常的糖代谢产物，所以不会在重要器官聚集，同时还具有相当的抗张强度和柔韧性。生物化学合成线作为穴位埋线材料具有刺激强度和时间可控、组织反应小、无蛋白免疫反应和吸收作用好等优点。大部分高分子聚合线的吸收为水解吸收，是最不容易引起过敏或不吸收的线体，然价格稍高。

在线体的吸收过程中，线体可代替针具在较长时间内缓缓刺激穴位，弥补了针刺不宜久留的缺点，能大大减少就诊次数，一般 2 周进行一次治疗即可巩固疗效。相对而言，通过持久的良性刺激，也可激发机体神经-内分泌-免疫调节网络，让机体的状态往良性方向发展。

穴位埋线疗法是针刺的延伸，其治疗范围一般等同毫针治疗范围，特别对肥胖、免疫系统疾病、妇科疾病效果较为显著。

笔者几乎使用过各种材料的线体，个人建议还是尽量使用高分子聚合线。虽然一部分医生认为使用蛋白线，局部的反应更强，通过异体组织蛋白产生变态反应，使局部产生无菌性炎症，从而刺激局部产生更强的治疗作用。但会有少部分患者出现红肿，甚至长久不吸收的现象。笔者曾给自己攒竹埋线，两年的时间硬结才消退；也见过在其他医院或机构埋线后出现局部严重反应，无菌性炎症变成有菌性炎症，出现渗液和脓肿，最后只能通过外科手术处理的例子。即使这种现象出现的概率非常低，但一例的严重不良反应也会动摇医生使用埋线疗法的信心。我和学生开玩笑说“有多少爱可以重来，有多少线可以重埋”，埋线不是扎针，线一旦埋进去了就很难弄出来，临床安全永远是第一位的，还是建议使用高分子聚合线，并建议签署知情同意书。

# 下篇

## 临床与心得

# 第六章
# 综 治 举 隅

此章仅列出几种常见典型疾病，治疗方法包括毫针、针刀、穴位埋线、浮针、火针等多种针刺方法，治疗取穴与传统针灸取穴不完全一致，希望可以为读者提供新的治疗思路。每种疾病的治疗方法不是单一的，读者可以灵活应用。

## 第一节　肱骨外上髁炎

肱骨外上髁炎，又称网球肘，以肘部局限性慢性疼痛为主症。可见于木工、钳工、水电工、矿工及网球运动员等，多因前臂长期反复做拧、拉、旋转等动作时，前臂旋转和屈伸腕关节用力不当，造成肘部的经筋损伤，迁延日久或感受风寒，以致劳伤气血、阻滞经脉，出现疼痛、活动受限等一系列病症。

**【针刺点】**

**1. 巨刺法**　健侧膝关节阴陵泉及胫骨内侧髁附近压痛点。

**2. 浮针疗法**　手五里、手三里。

**3. 火针法**　阿是穴。

**4. 针刀疗法**　阿是穴。

**5. 毫针经穴刺法**　曲池、肘髎、手三里、合谷。

**【操作】**笔者对于运动系统疾病或痛症的完整治疗顺序一般分为四步。第一步，先扎远端穴位，运用运动针刺法，边扎针边嘱咐患者活动患处。第二步，如果效果改善不明显，可以选择浮针或滞动针继续让患者活动患侧，如果患者不能主动活动，则进行被动活动。第三步，选择针刀或火针处理局部问题。第四步，毫针治疗。此外，治疗结束后指导患者进行姿态调整及相应功能锻炼。当然，不一定每次治疗都把这些步骤做完，要根据患者承受度和治疗的频率选择相应的疗法。如果患者很忙，1~2 周才能治疗一次，那就尽量在一次治疗过程中治得彻底一些，因为针刀或者火针刺激量偏大，疗效持续时间也较长，治疗频率低。如果患者每周都可以完成多次治疗，或者患者对疼痛耐受程度低，那可以选择以毫针为主的治疗，提高治疗频率。

**1. 巨刺法** 患者取仰卧位，选取健侧膝关节周围压痛点（健侧膝关节屈曲，在膝关节下方放一软垫，使膝关节保持屈曲状态），局部皮肤常规消毒后，采用0.25mm×40mm一次性针灸针，刺入25~30mm，行提插或捻转手法1分钟，可留针30分钟，或拔出针具进行后续治疗。

**2. 浮针疗法** 部位常规消毒后，用一次性中号浮针，针尖朝向靶点处，可选手三里、手五里等穴进针，针体与皮肤约呈15°角平刺进针，快速入针使其刺入皮下疏松结缔组织，进针过程应无明显疼痛及得气感，否则为操作有误，刺入过深，应将针退回至皮下或重新进针。进针完成后，手持针柄对准靶点进行扇形扫散。扫散时放倒针身，将针向前并略向上提起，防止针尖向下深入，肉眼可见皮肤上有一线性隆起并随浮针在皮下运动而移动，手持针柄左右摆动，使其在水平面上做扇形运动，摆动角度25°~30°，要求动作均匀轻柔，频率在每分钟100次左右，扫散1分钟，同时嘱患者缓慢进行肘部运动，或让患者做拧毛巾动作。运动时要求幅度大、速度慢、次数少，扫散结束若无疼痛、酸胀等感觉，则抽出针芯，以输液贴或无菌胶带固定管座，将软套管留于皮下6小时。留管时间达到后取出针管，一般先以左手按住针孔周围皮肤，右手拇示指捏住浮针针座，不要捻转提插，慢慢将软管取出即可，用消毒棉球按压片刻防止出血，也可覆盖创可贴、输液贴或穴位贴等。

**3. 火针法** 常规消毒后将火针置酒精灯上烧红，迅速点刺阿是穴。

**4. 针刀疗法** 根据患者疼痛耐受程度决定是否需要麻醉，因为网球肘治疗点较少，一般不麻醉也可以耐受。局部消毒后从压痛点进针，将针刀刀口线与桡侧腕长伸肌的纤维走向平行，垂直刺入，直达肱桡关节滑囊和骨面，纵行疏通剥离数刀；若有瘢痕结节，行瘢痕刮除刀法；术后压迫针孔片刻，可覆盖创可贴等，伸屈活动患肘数次。

**5. 毫针经穴刺法** 曲池、肘髎、手三里直刺25~30mm，行提插或捻转手法，令局部酸胀或有麻电感向前臂放射；合谷直刺15~25mm；阿是穴针刺可做多向透刺，或做多针齐刺。可针刺与温灸并施。诸穴施术后均留针

20~30分钟。

【机制】巨刺法是治疗经脉与经筋局限性疼痛和活动障碍的有效方法，其特点为在距离病痛较远的部位交叉取穴施治。《素问·离合真邪论》云“气之盛衰，左右倾移，以上调下，以左调右”，《灵枢·官针》云“远道刺者，病在上，取之下”，《针灸大成》云“邪客于经，左盛则右病，右盛则左病……必巨刺之”。经脉在人体上交互错综，大都有左右相交会的腧穴，例如手足三阳皆左右交会在督脉的大椎，因此，经脉气血是相互流通的，人体左侧有病可取右侧腧穴治疗，右侧有病可取左侧腧穴治疗。

浮针治疗是通过在皮下层扫散时，大幅度地牵拉疏松结缔组织来解除肌肉的挛缩和缺血状态，改善肌肉功能，消除临床症状。发明人符仲华给出了一个有意思的比喻：皮下层和肌层之间的关系可以理解为植物和土壤之间的关系，土壤松动了植物才能长得好，耕田松土，没有给庄稼添加任何的物质，却使得庄稼茂盛起来。同样，浮针或针灸没有给肌肉添加任何外界的物质，却使肌肉的功能性病痛得以消除。

毫针针感以局部酸胀感为主，浮针无明显针感，针刀疼痛感相对明显一些。其余疗法机制在此不进行详细介绍。其他疼痛类疾病治疗方法与此类似，不再赘述。

## 第二节　哮　　喘

哮喘是由包括嗜酸性粒细胞、肥大细胞、T淋巴细胞、中性粒细胞、平滑肌细胞、气道上皮细胞等在内的多种细胞组分参与的气道慢性炎症性疾病，属于中医学“哮病”范畴，临床表现为反复发作的喘息、气急、胸闷或咳嗽等症状，同时伴有气道高反应性和可变的气流受限。

【针刺点】取穴：水突、大杼、风门、肺俞、厥阴俞、心俞、督俞、扶突、天突。

【操作】

**1. 穴位埋线**　取穴：双侧水突、大杼、风门、肺俞、厥阴俞、心俞、督俞。操作：水突埋线时，患者取仰卧位，施术者佩戴一次性无菌手套，准备一次性7号无菌注射针头做埋线针具，将4-0号2cm可吸收外科缝线放置于注射针头前端，线在针头内外长度保持相同，采用线体旋转对折埋线法。水突穴位于胸锁乳突肌的前缘，当人迎与气舍连线的中点，约位于 $C_6$ 横突前结节处。水突穴区皮肤常规消毒后，左手示、中指将颈总动脉与气管分开，下压触及 $C_6$ 横突前结节，线在针尖处被压形成对折，右手持注射针头直刺，到达 $C_6$ 横突前结节时有明显抵抗感，右手向下快速突破，退针 2mm，右手持针保持不动，左手指轻轻抬起，右手旋转并退出针体，出针后将线埋于皮下，创可贴贴敷。2 周 1 次。大杼、风门、肺俞、厥阴俞、心俞、督俞，每次可选择 3 对穴位，如第一次治疗选择大杼、肺俞、心俞，第二次治疗选择风门、厥阴俞、督俞。埋线方法同上，进针方向与人体纵轴平行，向下或向内斜刺，深度约 2cm。

附：套管针埋线法（也叫注线法）。操作：使用埋线用套管针操作。①针芯从套管针后部退出一定深度，其深度比置入线体略长；②取一段适当长度的可吸收性外科缝线，放入套管针的前端，线不可露出埋线针尖的最前端；③用左手拇指和示指固定拟进针穴位，另一只手持针刺入穴位，刺入时应运用手指和手腕的力量快速刺透皮肤，透皮后再缓慢将针刺入所需的深度，切记不可快速用力将针直接刺入深部；④边推针芯，边退针管，将可吸收性外科缝线埋植在穴位的肌层或皮下组织内（尽量选择肌层，脂肪层容易出现脂肪液化，特别是蛋白线）；⑤注线后将针缓慢退出，出针后用无菌干棉球（签）按压针孔止血，可用针孔贴保护针孔。因水突位于颈部，埋线操作有一定难度，而旋转对折埋线法使用针头，较埋线用套管针更短，更方便操作，因此，尽量选择旋转对折埋线法进行操作。

**2. 毫针针刺** 取穴：天突、双侧扶突。操作：患者取仰卧位，穴区用 75% 酒精常规消毒。天突采用 0.30mm×75mm 一次性无菌针灸针针刺。先直刺 5mm，针尖超过胸骨柄内缘后向下沿胸骨柄后缘、气管前缘缓慢刺入 25~40mm，行提插或捻转手法 1 分钟后出针。扶突采用 0.25mm×40mm 一次性无菌针灸针针刺，直刺 20~25mm，行捻转手法 1 分钟后出针。针刺于埋线操作之前进行，2 周 1 次。

以上全部穴位也可选用毫针或者针刀进行针刺。

**【机制】**哮喘病理因素以痰为主，复因外感引触伏痰，导致气息喘促。针灸能够有效缓解哮喘患者症状，其潜在机制主要有抑制炎症反应、调节免疫功能、改善气道重塑及调节神经-内分泌网络等。穴位埋线是针灸疗法之一，通过埋入线体材料的缓慢液化吸收过程达到类似于长期留针的效果。

临床上治疗哮喘以肺、脾、胃、膀胱经及任督脉腧穴为主，常用的有肺俞、定喘、膻中、足三里等，而笔者选用水突穴作为主穴。水突属足阳明胃经腧穴，主治咳嗽、气喘等肺系疾病。《针灸甲乙经》载："咳逆上气，咽喉痈肿，呼吸短气，喘息不通，水突主之。"现代临床星状神经节阻滞的部位与水突位置接近，故水突可发挥重要的神经调节作用。星状神经节是位于第一肋骨颈部前方的一组交感神经，由颈下神经节和胸1神经节融合而成，临床常通过被阻断以诊断和治疗多种疾病。星状神经节本身位于 $C_7$ 到 $T_1$ 之间，而通常的星状神经节阻滞的位置存在一定争议，学者普遍认为，在 $C_6$ 和 $C_7$ 之间穿刺与在 $C_7$ 和 $T_1$ 间进行星状神经节阻滞效果相似，而发生不良反应和并发症的概率更低，水突穴恰恰位于此位置，因此，水突穴可以实现对星状神经节及其神经纤维的刺激，而水突穴位埋线，可通过针刺的机械刺激和埋线后的生物化学刺激，同时起到短效作用和长效作用。其中短效为针刺刺激作用，针刺后能够提高交感神经兴奋性，扩张支气管，发挥神经调节作用；长效调节主要体现在埋线后的免疫调节作用，埋入体内的线体在吸收的过程中和人体发生免疫炎症反应，增强人体免疫功能。

支配气管的交感神经发自脊髓 $T_1$—$T_5$ 侧角，亦有著作认为是 $T_2$—$T_6$ 侧角，因此，选取大杼、风门、肺俞、厥阴俞、心俞、督俞进行穴位埋线，同样可起到扩张支气管、抑制腺体分泌的作用。此外，穴位埋线需要注意严格消毒，术后局部覆盖创可贴，清淡饮食，避免剧烈活动，保持针眼处干净卫生。若线体露出体外，应及时联系操作医生。

天突属任脉穴，主治咳嗽、哮喘等呼吸道疾病。《医心方》载其主咳逆上气，暴喘，喑不能言。天突解剖位置更接近 $C_7$ 及 $T_1$，可从另一个角度刺激星状神经节，通过针刺的物理刺激作用，调节包裹星状神经节的筋膜的张力，实现针灸的双向良性调节作用。扶突属足阳明胃经腧穴，主治咳嗽、气喘等。《针灸甲乙经》载："咳逆上气，咽喉鸣喝，喘息，扶突主之。"扶突横平喉结，位于 $C_4$ 横突附近。现代临床中颈浅丛神经阻滞及 $C_4$ 颈深丛神经阻滞可完成对膈神经的阻滞，其位置都在 $C_4$ 横突附近，与扶突穴位置相近。患者哮喘发作时由于呼吸困难，膈肌易疲劳损伤，病程长者多伴有胸锁乳突肌痉挛、颈僵直，而针刺扶突可刺激支配膈肌及颈部肌肉的相应神经，改善肌肉痉挛及颈僵直情况，减轻呼吸道症状。因此，传统理论及现代医学都表明扶突是治疗咳嗽哮喘的有效穴位。因天突及扶突不便于穴位埋线，故选用毫针针刺。

哮喘患者存在免疫功能异常、交感神经功能紊乱及呼吸肌痉挛僵直情况，穴位埋线通过线体的刺激可调节免疫功能，毫针针刺可改善交感神经功能紊乱及呼吸肌痉挛僵直，水突、天突、扶突各有侧重又相互配合，共同达到治疗哮喘的效果。水突、天突及扶突三穴，笔者称为“三突穴”，本组穴位可发挥广泛的神经及免疫调节作用，除治疗哮喘外，还可治疗其他咽喉部疾病，如中风病吞咽困难、慢性咽炎、甲状腺疾病，以及过敏性鼻炎、失眠、呃逆等内科病，都取得了一定效果。

天突进行穴位埋线操作后，患者可能在吞咽或者旋转头部后略觉局部不适，症状持续 2 天左右即可消失。其余穴位埋线过程中针感较弱，主要为局部酸胀感。毫针针感与之类似。

## 第三节 高 血 压

高血压是最常见的慢性病，也是心脑血管病最主要的危险因素，多归于中医眩晕范畴，但很多高血压患者可能以血压增高为唯一表现，无其他明显症状。

**【针刺点】**①颈部大“T”型针刀松解术，横线选取枕外隆凸，在上项线两侧旁开 2.5cm 为两个点，再向外旁开 2.5cm 为两个点，这五点为项韧带止点、胸锁乳突肌后侧止点、斜方肌起点、头最长肌止点、头半棘肌止点。纵向选取寰椎后结节、$C_2$—$C_7$ 棘突顶点，这七点为项韧带、头夹肌、斜方肌、颈夹肌及枕下肌群起点。②松解 $C_3$—$C_4$、$C_4$—$C_5$、$C_5$—$C_6$ 关节突关节韧带。松解颈椎横突后结节。③人迎穴、翳风穴。④胸段和腰段的夹脊穴或背俞穴。

针刀松解或毫针针刺均可，人迎、翳风可埋线起到长效刺激。

**【操作】**针刀操作遵守四步进针规程。①定点：在确定病变部位和该处的解剖结构后，在进针部位用记号笔做一记号或掐出指甲印；②定向：使刀口线和大血管、神经及肌肉纤维走向平行，将刀口压在进针刀点上；③加压分离：右手拇、示指捏住针刀柄，其余三指托住针刀体，稍加压力不使刺破皮肤，使进针刀点处形成一个长形凹陷，刀口线和重要血管、神经及肌肉纤维走向平行，这样神经、血管就会被分离在刀刃两侧；④刺入：

稍一加压即可穿过皮肤，此时进针刀点处凹陷基本消失，神经、重要血管分离在针刀体两侧。5~7 天操作 1 次即可。穴位埋线参考本章第二节相关内容，2 周操作 1 次。毫针可每日进行。

**【机制】**针刀医学认为，高血压最初是机体为了保护脑组织供血而做出的反应，单纯靠西药降压并没有解决高血压的病因，因此需要根据病因治疗。高血压病因包括：①椎动脉及颈内动脉扭曲、痉挛、受压等，导致大脑缺血缺氧，为保证大脑的血供，人体就通过各种途径及方法使血压升高；②颈椎的钩椎关节增生，颈椎移位，颈椎周围软组织，尤其是椎前筋膜的粘连、瘢痕、挛缩、堵塞等病变，可牵扯压迫、刺激椎前交感神经节，使其兴奋性增高，从而使血压升高；③颈动脉窦对血管内压力感知度下降时，尽管血压高，却感知不到，导致血压逐渐升高；④高血压早期，大脑使交感神经兴奋，血管收缩，致血压升高，但高血压日久，肾素-血管紧张素 I-醛固酮系统促使水钠潴留，造成顽固性高血压。

针刀针对上述病因，进行相应治疗。①松解项韧带、$C_1$—$C_7$ 颈椎的前后结节，以及寰枕关节、寰枢关节、枕下肌群（头后大直肌、头后小直肌、头上斜肌、头下斜肌）、头夹肌、颈夹肌等。②松解 $C_3$—$C_4$、$C_4$—$C_5$、$C_5$—$C_6$ 关节突关节韧带。松解颈椎横突后结节。③松解颈动脉窦周围筋膜，即人迎穴；松解舌咽神经周围筋膜，即翳风穴。特别是翳风穴，容易被忽略。因舌咽神经发出颈动脉窦支，分布于颈动脉窦及颈动脉小体，终末装置为颈动脉窦的压力感受器，所以单纯针刀松解或者针刺人迎是不够的，还要对支配颈动脉窦的神经进行调节。详细解剖可见第二章第二节“四、舌咽神经及针刺点（翳风）”。④血管紧张素转化酶（ACE）属血管内皮细胞膜结合酶，广泛分布于人体各组织，以肺、附睾、睾丸的含量较丰富，其中肺毛细血管内皮细胞 ACE 活性最高。ACE 过多产生可导致血压升高，临床上应用血管紧张素转化酶抑制剂（ACE inhibitor，ACEI）如卡托普利等，可起到降压、减少尿蛋白的作用。肾素主要由肾小球入球动脉球旁细胞分泌，有升压作用。肾素-血管紧张素-醛固酮系统（RAAS）如果被过度激活，会导致高血压。因此，对于有肾素-血管紧张素-醛固酮系统升高的高血压患者，还需要松解胸段和腰段的夹脊穴或背俞穴，通过神经调节作用调节肺和肾的生理功能，减少相关酶的释放。相关内容可参考第七章第六节“内脏病的针刺治疗”。

颈部穴位针感以局部酸胀感为主，人迎和翳风会有咽部不适或放射感。

## 第四节　面神经炎

面神经炎，又叫特发性面神经麻痹、面瘫，表现为患侧额纹消失，不能皱眉，眼裂增大，眼睑不能闭合，露睛流泪，患侧鼻唇沟变浅，口角蜗向健侧。部分患者初起有耳后疼痛，或舌前 2/3 味觉减退或消失，听觉过敏等症。面神经麻痹根据发病部位不同，分中枢性和周围性，本节主要论述周围性面神经麻痹。

面神经为混合性神经，其主要组成为运动神经，发自脑桥下部面神经核，于脑桥下缘出脑，通过面神经管经茎乳孔出颅，穿过腮腺并发出颞支、颧支、颊支、下颌缘支和颈支 5 组放射状分支，司颌面部 5 个区域的表情肌；次要组成为中间神经，司舌前 2/3 味觉和腺体（泪腺和唾液腺及颌下腺）分泌及内耳、外耳道等处皮肤感觉。

除口眼㖞斜外，不同面神经受损部位会表现出特有的症状，可根据相应症状判断。如病变累及鼓索，还会出现患侧舌前 2/3 味觉消失；累及镫骨肌支还会出现听声音刺耳的听觉过敏现象；累及膝状神经节，多伴有耳廓感觉减退、外耳道疱疹，病变累及岩大神经，除上述表现外，还会有眼干的症状出现。

**【针刺点】**取穴：翳风（面神经）、下关（三叉神经、蝶腭神经节）、水突（星状神经节）、丝竹空透颔厌、瞳子髎透悬厘、颔厌透悬厘、口禾髎透地仓、夹承浆透地仓、阳白、合谷、四白、太阳、颊车、牵正、颧髎、天容。

随症配穴：早期耳后疼痛加乳突放血，中期、晚期及病程久的加足三里、气海等补益穴位。

**【操作】**翳风（面神经）、下关（三叉神经、蝶腭神经节）、水突（星状神经节）参考第一章内容。其余透刺采用平刺或斜刺，深度 2~4cm。余穴常规针刺。

**【机制】**本病取穴，按照面神经解剖特点，取丝竹空透颔厌、瞳子髎透悬厘、颔厌透悬厘，用透刺法可以刺激到颞支和颧支，取太阳可刺激到颞支。取四白、下关可刺激到颧支，取牵正可刺激到颊支，取颊车可以刺激到下颌缘支，取夹承浆透地仓则可同时刺激到颊支和下颌缘支，取天容可刺激到颈支，通过刺激以上各面神经分支可有效改善其所支配肌肉的症状。而取面神经点（翳风）可以刺激到面神经干，三叉神经点可刺激到三叉神经节，阳白可刺激到额神经的外侧支，亦属于三叉神经的分支。颅内硬脑膜、软脑膜、蛛网膜及硬脑膜的血管组织，由三叉神经的脑膜支支配，故刺激三叉神经可改善大脑供血，从而改善血流速度，激活和调动脑细胞功能，促进脑神经营养代谢。蝶腭神经节亦可调节和改善颅内血流。星状神经节可增加颈动脉及椎动脉支配区血流，改善神经营养状态，减轻神经鞘水肿。“面口合谷收”，合谷为治疗头面疾病的经验效穴。

急性期，发病1周以内，面神经水肿较重。此期治疗针刺宜少，并配合服用激素减轻水肿。中后期，患者久病必虚，此期治疗以补益为主，针刺取足三里、气海等补益穴位。

关玲教授认为急性期耳后疼痛的患者提示面神经水肿较重，可行耳后乳突放血，或在手腕后溪附近找压痛点进行对应针刺。天津中医药大学第一附属医院阎莉教授多于乳突处隔蒜灸，亦有较好的止痛效果，读者可以一试。

在治疗过程中可见倒错、面肌痉挛等并发症，为防止并发症的发生，常用如下方法：出现“倒错”现象的患者应健、患侧同刺，患侧多刺，健侧少刺；对面肌痉挛患者予长时间留针。

临证取穴时，还可以颧髎与下关交替使用，阳白与鱼腰交替使用，颊车与牵正交替使用，以减少针刺耐受现象。

翳风（面神经）、下关（三叉神经、蝶腭神经节）可有麻窜感，可放射至下颌、牙齿，余穴以酸胀感为主。

杜元灏教授认为，针对面神经管内的面神经水肿治疗是治疗面神经炎的治本之策，最好在24~72小时（时间窗）内消除水肿，水肿带来的挤压效应不利于面神经管内的血液循环改善，形成水肿-挤压-缺血-水肿的恶性循环。针刺强调三个位置：①迷走神经刺激点（主要为耳穴），通过胆碱能途径抗炎；②星状神经节刺激点，稳定内环境、调节免疫、改善面神经管内的血液循环；③乳突（茎乳孔）刺激点，改善面神经管内的循环。此外，面神经干分支的刺激点也很重要：①颞支刺激点，颧弓前缘后方约2cm处，或眉间点上2cm处。②颧支刺激点，颧弓上缘或下缘中点；或耳屏前缘向目外眦及口角各引一条线，由两线构成夹角的等分线上耳侧 1~2cm 处；或在颧弓中央下方。③颊支刺激点，耳屏间切迹与鼻翼下缘连线中点。④下颌缘支刺激点，下颌角上方 1cm 与下颌后支后缘前方 1cm 交点附近（面神经下颌缘支与面动脉相交处距离下颌支后缘约 4cm，距下颌骨下缘约 1cm）。⑤颈支刺激点，胸锁乳突肌和下颌角交点。

冀来喜教授将面神经炎分为两型，风寒型和风热型。风寒风热的分型主要不是依靠舌脉，而是依靠症状，因为很多患者在面神经炎早期并没有舌脉的明显变化。风寒型指耳后不痛的人群，此类患者炎症程度较轻，治疗预后也好，基本可以自愈。风热型指耳后疼痛的人群，此类患者炎症程度较重，需要针刺、药物的干预。并建议早期在颊黏膜处放血，早期不建议使用电针。

关玲教授强调早期放血的重要性，认为选取乳突部位进行耳后放血可有效减轻神经水肿。因乳突部位是胸锁乳突肌的止点，而胸锁乳突肌痉挛会加重面神经水肿程度，故放血可减轻肌肉痉挛情况进而减轻水肿。并可在耳穴中耳的对应点放血。早期以浅刺、对侧刺为主，到了中期可配合电针。平台期和后期可通过手法松解。

排刺胸锁乳突肌对面神经炎亦有不错效果，胸锁乳突肌是头面部疾患的扳机点，此肌肉状态异常，可引起头痛、牙痛、眩晕、耳痛、视物不清、呕吐等一系列症状，对面瘫的发病亦有推动作用。针刺可改善血液循环，促进功能的恢复。同时，针刺后能改善颈部浅层的颈阔肌功能，刺激面神经颈支，从而促进面部静态时的口型及面部运动时的肌肉力量恢复。

## 第五节　中　　风

本病发病急骤，症见多端，病情变化迅速，与风之善行数变特点相似，故名中风。本节主要讲述恢复期的针刺治疗。

**【针刺点】**采用针刀结合毫针的针刺方法。

**1. 针刀疗法**　①颈部大“T”型针刀松解术（见高血压一节）。通过松解项韧带、头夹肌、颈夹肌、枕下肌群等组织，解除相关肌群痉挛，增大寰枕关节、寰枢关节间隙。②松解 $C_3$—$C_4$、$C_4$—$C_5$、$C_5$—$C_6$ 关节突关节韧带。③松解颈椎横突后结节。④松解 $L_1$—$L_5$ 棘上韧带、棘间韧带；左右

$L_1$—$L_5$腰椎横突；四对骶后孔（八髎）及骶管裂孔。⑤根据患者症状进行松解粘连和瘢痕操作，上肢麻木疼痛选取肘关节前筋膜与肱二头肌腱膜，腕横韧带；下肢麻木疼痛选取髂胫束及股外侧肌群等。⑥对臂丛神经（颈臂、极泉、气户等）、正中神经（郄门、间使、内关、大陵）、腋神经（臑俞）、桡神经（肩贞、臂臑、下臂臑、尺泽、列缺）、股神经（冲门）、坐骨神经（髀关透承扶、环跳、承扶、殷门）、胫神经（委中、承山、太溪）、腓总神经（委阳、阳陵泉）等神经干进行神经触激。针刀触激或者针灸针刺激需要根据患者症状灵活选用。如患者肱二头肌肌张力较高，可先不针刺肌皮神经（天泉、天府、侠白），或选用针刀进行松解和粘连组织的部分断离等。具体穴位参考第二章内容。⑦自主神经的针刺，如经水突针刺星状神经节、经下关针刺三叉神经节、经下关针刺蝶腭神经节、经翳风针刺迷走神经等。颈部采用0.50mm×40mm规格针刀，腰骶部可以选择0.60mm×80mm规格针刀。每次治疗根据患者耐受程度，选择完成以上几个部分中若干部分。如果不习惯用针刀，同样可以用针灸代替，可连续治疗，不用间隔。

**2. 经穴刺法（醒脑开窍针刺法）** 水沟、内关、三阴交。配穴：患侧极泉、尺泽、合谷、委中、足三里；双侧风池、完骨、翳风。

**3. 对应取穴法** ①根据患者功能障碍的症状选择对应穴位，以手功能障碍为例，选取健侧下肢太溪、解溪、太白、束骨等对应穴位；②骶尾部穴位的针刺。

**【操作】**

**1. 针刀操作** 患者取坐位或俯卧位，局部常规消毒，龙胆紫定位，直刺透皮，刀口线平行于人体纵轴，而后将刀体与皮肤保持垂直，刀口线与人体纵轴保持一致，按照四步操作流程进针刀（定点、定向、加压分离、刺入），直达病灶，最后行纵行切割横向疏通。出针刀后局部压迫3~5分钟，再以无菌敷料局部固定。每周1次，4周为1个疗程。

**2. 经穴刺法** 即石学敏院士的醒脑开窍针刺法。操作要点：水沟向鼻中隔方向斜刺5~10mm，雀啄手法至眼球湿润或流泪为度；内关直刺10~15mm，采用捻转提插法，施手法1分钟；三阴交沿胫骨内侧缘与皮肤呈45°斜刺10~15mm，用提插法，以患侧下肢抽动3次为度；极泉穴（非下极泉）直刺10~15mm，用提插法，以患侧上肢抽动3次为度；尺泽屈肘成

120°，直刺 10~15mm，用提插法，以患者前臂手指抽动 3 次为度；委中仰卧直腿抬高取穴，直刺 5~10mm，施提插法，以患侧下肢抽动 3 次为度，其他穴位均行常规针刺。

**3. 对应取穴法** 针刺深度 10~15mm，采用提插法，针刺同时要求患者主动或者被动活动双侧手腕及手指（不仅是患侧），后留针 30 分钟。

翳风（面神经）、下关（三叉神经、蝶腭神经节）可有麻窜感，可放射至下颌、牙齿，余穴以酸胀感为主。

**【机制】**针刀是针和刀的结合，除具有普通针刺的效应外，还能直接切割剥离、松解粘连，从而增加局部血液循环，促进组织代谢。通过针刀对部分神经及其周围组织的松解，以及对神经的触激，能够解除神经压迫，产生神经应激反应，提高神经敏感性，实现对神经、软组织的刺激与牵拉。针刀对颈部肌群的松解能调节交感神经功能，反射性增加脑组织血流，改善脑供血，促进神经血流的供应与回流，从而改善中风病相关症状。但因针刀针具刃口线较针灸针粗，故疼痛较强烈，需要根据实际情况选择合适直径的针刀，如患者耐受程度低，可以选择直径 0.40mm×40mm 规格针刀，基本能接受针灸的患者都可以耐受此规格的针刀。虽然松解可能不彻底，但需要恢复时间也短，可以 3~5 天进行第二次治疗。直径 0.50mm 以上规格的针刀建议间隔 5~7 天。

针刀取效与解剖结构密切相关，前两部分松解的重点是项韧带、$C_1$—$C_7$ 颈椎的前后结节，以及寰枕关节、寰枢关节、枕下肌群（头后大直肌、头后小直肌、头上斜肌、头下斜肌）、头夹肌、颈夹肌、上斜方肌、头半棘肌、颈半棘肌等。很多中风患者存在枕下肌群痉挛或寰枕间隙狭窄，从而压迫椎动脉、颈神经，导致一系列的临床症状及体征。椎动脉发出脊髓前动脉、后动脉：脊髓前动脉在延髓前面斜向下，沿前正中裂下降，延伸到脊髓圆锥，供应脊髓前 2/3；脊髓后动脉起自椎动脉或小脑下后动脉，绕至延髓后外侧，向下延续为脊髓后外侧动脉，供应脊髓后 1/3。脊髓主要的血供都由脊髓前动脉、后动脉完成，意义十分重大。一旦椎动脉受压，或由于支配椎动脉的交感神经的兴奋性增强，使椎动脉痉挛而导致整个脊髓缺血缺氧，会造成颈、胸、腰、骶的脊髓功能障碍，导致全身性疾病，包括感觉障碍、运动障碍。针刀治疗的前两次松解能减轻枕下肌群痉挛，改善寰枕间隙狭窄情况，从而改善脊髓供血，增加脊神经血供，减轻相关症状。

第三部分松解颈椎横突后结节，解除相关肌群对颈丛和臂丛的卡压。第四部分松解腰骶部肌群，解除相关肌群对腰丛的卡压，提高周围神经敏感性。周围神经的触激也会改善相应肌群的功能，此部分讲述在本书第二章涉及较多。

很多中风患者存在肢体疼痛，针刀治疗有一定的效果。迷走神经与颈动脉伴行，位于颈椎横突后结节前方，第三次松解颈椎横突后结节，可降低迷走神经张力；第四次松解腰骶部肌群，可降低骶副交感神经张力，而迷走神经和骶副交感神经是副交感神经的重要组成部分，这两次松解可以降低人体副交感神经兴奋性，从而产生止痛作用。

自主神经的针刺同样非常重要，如星状神经节点、三叉神经、蝶腭神经、迷走神经。它们都对机体的自主神经系统、内分泌系统和免疫系统的功能具有调节作用。第二章说过头针起效原因之一可能是通过三叉神经反射，故三叉神经的针刺是治疗头部病症的“增效器”，可能调节大脑的血液循环，并影响神经营养因子的分泌。杜元灏教授在《脑病针灸治疗的病谱与策略思考》一文中指出，针灸治疗脑病有 5 大策略，其中第 2 策略是通过刺激三叉神经与蝶腭神经节改善脑循环、脑代谢。关于自主神经和内科病的关系本书最后一章有详细论述，可互参。

有研究认为，通过多样化的感觉刺激肌肉、关节韧带及关节囊，可引起肌梭敏感性增加，并能在一定程度上增强运动神经元活性；通过针刀和针刺的多样化刺激，增强本体感觉传入信息，共同改善患者感觉障碍症状。一些研究者认为针刀的刺激量是普通毫针的 20~30 倍，采用直径 0.50mm 针刀，透皮痛感小，无需麻醉，患者接受程度高。针刀治疗之后，配合醒脑开窍针刺法进行序贯治疗，既有针刀松解剥离的效应，又有针刺疏通经络、行气止痛的作用。

针对痉挛性瘫痪，针刀更具有优势。笔者认为针刀亦有补泻，而且比毫针明显得多。针刀刀刃沿肌肉纤维的方向平行刺入，会使肌肉兴奋性增加，促使肌肉收缩，增强肌力，是补法。所以针刀对瘫痪松弛肌肉的治疗，可使肌力逐渐增强，如上肢的肱三头肌、肘肌、尺侧腕伸肌、桡侧腕长伸肌、桡侧腕短伸肌、指伸肌、拇短伸肌、拇长伸肌、示指伸肌。针刀刀刃沿肌肉纤维的方向垂直切入，可切断部分肌纤维，或使部分痉挛或变性的肌肉松弛，降低肌张力，属于泻法，如上肢的肱二头肌、肱肌、喙肱肌、桡侧腕屈肌、尺侧腕屈肌、掌长肌、指浅屈肌等，针刀切断部分挛缩变性的胸大肌、胸小肌纤维，可使上肢抬举明显好转。

很多人认为对应取穴治疗功能性疾病效果较好，对器质性疾病效果不佳。其实不然（本书最后一章将讨论这一问题）。对应取穴治疗中风病可收到一定疗效，并对患者的预后有预判作用。如在患者健侧足部穴位上针刺，针刺后即嘱患者主动活动手部，如果在针刺的过程中就可以瞬间改善患者手部活动情况，不仅大大增强了患者康复的信心，而且提示患者可能有一定的恢复概率，如果无任何变化，可能预后功能不良。

特别需要注意的是，一定让患者健、患侧同时活动，即使患侧无明显运动，健侧也要进行对应活动。因为现代康复中存在“镜像疗法”，又称镜像视觉反馈疗法。镜像疗法是基于重复想象力和心理训练的一种运动表象训练，镜像疗法在视觉刺激基础上应用躯体感觉输入来辅助运动功能恢复，其方便可行、易于操作。一般利用镜像装置，将健侧肢体活动的画面复制到患侧，患者通过这样的视觉反馈进行运动观察、模仿及再学习。而让患者健、患侧同时活动，其实很类似镜像疗法。大脑神经网络连接复杂，其机制可能因双侧肢体进行对称动作时，运动皮质区得到广泛激活，易化患侧部分运动通路，促进肢体运动功能恢复。

笔者认为头尾存在对应关系，头有病尾旁取，故可以通过针刺骶尾部穴位治疗头部疾病，具体可见本书最后一章相关内容。

核心肌群是位于腹部前后，环绕着身躯，负责保护脊椎稳定的重要肌肉群，主要由腹直肌、腹斜肌、下背肌和竖脊肌等组成，可以理解成裤带一圈围起来的肌肉。核心肌群的锻炼是几乎所有体育运动的重点，如果核心肌群不稳定，再强壮的上下肢都不能发挥出应有的作用。如我们看到举重比赛时运动员通常都会带上护腰，护腰除了保护腰部肌肉以外，更重要的作用是可以帮助运动员稳定核心肌群，从而举起更大的重量，提高比赛成绩。笔者在上大学时第一次完成 20km 跑之后，转天发现酸痛的居然是腹直肌，从那时候起我意识到了核心肌群对提高运动表现的重要性。我们自己也可以做一个简单实验，在行走时自己触摸腰部的竖脊肌，会发现此时竖脊肌是交替紧张、放松的，腹直肌其实也是交替收缩的，只是因为腹部脂肪较厚，相对不如竖脊肌明显。临床上一些中风患者卧位时可以将下肢抬得很高，甚至可以对抗一部分阻力，但行走的时候特别困难，一方面与错误的行走姿态相关，另一方面就是核心肌群出了问题。核心肌群与步行相关，因此，腰部针刀的松解或者夹脊穴或膀胱经穴位及腹部的针刺同样重要，同样腹肌本身也和步行相关，通过对这些穴位的刺激可以改善核心肌群力量。此外，也应要求患者进行经典的康复动作——桥式（臀桥）训练。

中风病涉及几乎全身的肌肉和神经，加上各种功能障碍，如吞咽困难、二便障碍、多种类型的失语、情感障碍等等，既属于内脏病，又属于躯体病。本节主要是讲治疗思路，治疗时应对患者进行功能和姿态评估，笔者称为“观其症状，知其机理，随症治之”，非常体现一个针灸医生的综合能力，应详细查体后根据患者症状灵活运用。中风病的治疗涉及较多穴位，针感不进行详细叙述。

## 第六节　痛　　经

凡在经期或经行前后出现的周期性小腹疼痛，或痛引腰骶，甚至剧痛晕厥，称为痛经，又称为“经行腹痛”。痛经分为原发性和继发性两类，原发性痛经指生殖器官无器质性病变的痛经；继发性痛经指由盆腔器质性疾病引起的痛经。

**【针刺点】**取穴：①奇神经节点（秩边深刺），关元、中极、子宫、三阴交。②董氏奇穴，上三黄，即明黄、其黄、天黄。明黄穴：大腿内侧正中央处。其黄穴：大腿内侧，明黄穴直下 3 寸处。天黄穴：大腿内侧，明黄穴直上 3 寸处。或者针刺内急脉、阴廉、足五里、阴包（见第二章）。③浮针或针刀：松解内收肌压痛点或高张力点。

**【操作】**奇神经节点针刺采用 0.35mm×125mm 芒针，从秩边穴斜向下深刺约 100mm 透向骶尾关节前奇神经节点位置，使芒针针身同患者皮肤呈 30°或略小于 30°，若针尖碰到骶骨，适当增大芒针与皮肤夹角，直到芒针紧贴骶骨达到进针深度，不行针。上三黄可用 0.30mm×75mm 针灸针深刺，其余穴位常规操作。

**【机制】**奇神经节位于直肠后方、骶尾关节前部，是脊椎旁两侧交感神经链的最终汇合点，负责接收来自腰骶部的交感、副交感神经纤维，负责交感神经疼痛信号的传递。国内外奇神经节阻滞和破坏性治疗主要用于痛症和生殖系统病症，如痛经、会阴部带状疱疹后神经痛、盆腔部癌痛、下肢疼痛及阳痿。奇神经节治疗痛症的机制为刺激奇神经节可扩张疼痛区域中交感神经支配的血管，通过改善血液循环达到止痛效果。奇神经节位于腰俞穴的深面，被骶尾关节阻挡，可通过芒针经秩边深刺或经长强深刺到达相应部位。秩边穴归属足太阳膀胱经，可激发膀胱经经气，疏通膀胱经脉，主治腰骶痛、便秘、阴痛。秩边穴本身是临床上芒针应用的重要穴位，传统多用秩边透水道，治疗小腹、前阴等泌尿和生殖系统各种病症。而笔者采用经秩边穴透刺奇神经节点，可更直接发挥神经调节效果。奇神经节和腰俞穴、长强穴相关，故笔者命名奇神经节点为“内腰俞”或“强腰穴”。腰俞穴和长强穴可主治月经病、腰脊痛和尾骶痛，与现代医学中奇神经节阻滞的适应证相应，现代医学研究进展和传统针灸理论为芒针深刺奇神经节治疗痛经奠定了相应基础。如果没有芒针，也可以选择次髎。次髎穴为足太阳膀胱经穴，与肾经相表里，位于腰骶，局部有第二骶神经通过，深刺可触及盆腔神经丛，故可调节盆腔脏器的功能，解除子宫平滑肌的痉挛。

子宫穴是治疗妇科病的经验要穴，位于下腹部，脐中下 4 寸，前正中线旁开 3 寸。关元、中极穴属任脉，可发挥腧穴局部治疗作用。三阴交为妇科要穴，可活血化瘀止痛。

针灸治疗痛经疗效较好，可从经前 3~5 日开始，直到月经末期，连续治疗 2~3 个月经周期。并应嘱患者经期避免激烈运动、情志刺激、过食生冷和坐卧潮湿之地。

奇神经节点针感可向腹部或会阴部走窜或局部有强烈酸胀感，关元、中极、子宫主要为酸胀感，若深刺可能有会阴部放射感，三阴交为局部酸胀感或向足部的麻窜感。

上三黄是董氏奇穴中常用穴位，位置与足厥阴肝经基本重合，可以治疗与肝相关的疾病，也可用于美容，通常三针齐用。笔者在临床中发现上三黄治疗痛经有较好效果，其机制可能与松解内收肌相关，足厥阴肝经的阴廉、足五里、阴包同样可以。银质针发明人宣蛰人认为，痛经如果不是功能性问题，则很大程度上与内收肌无菌炎症相关。内收肌是位于大腿内侧皮下的一组肌肉群，由很多肌肉组成，包括耻骨肌、长收肌、短收肌、大收肌、股薄肌等，各个肌肉的起止点不同，相应的功能也不同，但最主要的功能是稳定膝关节和髋关节。耻骨肌：起点为耻骨上支，止点为股骨粗线内侧唇上部；长收肌：起点为耻骨上支外，止点为股骨粗线内侧唇中部；短收肌：起点为耻骨下支外，止点为股骨粗线上部；大收肌：起点为坐骨结节、坐骨支和耻骨下支，止点为股骨粗线内侧唇上 2/3 及股骨内上髁；股薄肌：起于耻骨弓，位于缝匠肌与半膜肌之间，止于耻骨内侧髁，在缝匠肌的覆盖下。采用浮针或者针刀松解内收肌群也可以。如果恰逢痛经不方便针刺，可以采用拉伸和按摩的方法。先放松大腿内收肌群，然后沿内侧裤缝由上而下按压，每次保持 20~30 秒，条索感明显处可以用拨法。平时也可以指导患者使用泡沫轴滚动或拉伸的方法多放松内收肌群，或者进行类似刘畊宏毽子操的练习。笔者建议一些不愿意扎针而有痛经问题的同事平时多练习开髋动作，大部分人痛经都有所缓解。

另外，可以看到大收肌有个孔，被称为收肌腱裂孔，其内有股动脉、股静脉穿出。如果肌肉过于紧张，股动脉卡压可能会出现下肢发凉，股静脉卡压可能会出现小腿肿胀，也可以取上三黄或者其他穴位进行针刺。

在《结构针灸刺法经验》中，宋晓蕾医生分享过一个有启发意义的病例。一个 9 岁男孩半年前出现顽固性腹痛，每日都发作，各种治疗无效。宋医生问孩子平时喜欢什么运动，其母回答刻苦练习轮滑 4 年。查体发现内收肌非常紧张，进行几次手法松解后腹痛消失。耻骨是很多内收肌的起点，内收肌筋膜连接髂腰肌，可以影响骨盆周围筋膜和盆底肌，可能与腹痛或痛经相关。

此外，常听说痛经“结婚了就好了”或者“生完孩子就好了”，很多痛经问题确实在婚后或产后得到缓解甚至根除，但也有很多人没有发生明显改变，不少科普文章还说这是谣言，对此进行辟谣。其实笔者认为应该从更深层角度考虑，痛经得到缓解的人群，其缓解可能与婚后夫妻生活或生产过程中的一些动作模式影响内收肌群的张力有关。

## 第七节　超重及肥胖

体重指数（BMI）和腰围（WC）是常用判断超重和肥胖程度的指标。我国健康成年人的 BMI 正常范围为 $18.5kg/m^2 \leqslant BMI<24.0kg/m^2$，超重者为 $24.0kg/m^2 \leqslant BMI<28.0kg/m^2$，若 $BMI \geqslant 28.0kg/m^2$ 则为肥胖。85cm≤成年男

性腰围<90cm，80cm≤成年女性腰围<85cm 可判断为向心性肥胖前期；成年男性腰围≥90cm，成年女性腰围≥85cm 可判断为向心性肥胖。肥胖常表现为颈、小腹和臀部脂肪明显积聚。超重、肥胖已成为影响我国居民健康的重要公共卫生问题，特别是青少年的肥胖问题，更加显著。有长期随访研究发现，儿童时期肥胖者在成年期发生糖尿病的风险是体重正常者的约 24 倍。

**【针刺点】**

**1. 经穴或穴位埋线**

腹部：关元、气海、天枢、大横、中脘、下脘、滑肉门、外陵、水道等。

四肢部：丰隆、曲池、阴陵泉。

肝郁气滞：太冲、膻中。

脾肾阳虚：肾俞、脾俞。

脾虚湿阻：内关、足三里。

胃肠腑热：合谷、内庭。

便秘：支沟。

鼾症：蝶腭神经节（下关）。

内分泌调节：星状神经节。

**2. 耳针** 胃、神门、内分泌。

**3. 腹部瘢痕** 针刀或刃针局部松解。

**【操作】**关元、气海、天枢、大横深刺 2~3 寸，其余穴位常规针刺，得气后留针 15~20 分钟，可隔日 1 次。穴位埋线参考本章第二节相关内容，2 周 1 次。

耳穴：酒精消毒后，揿针埋藏或王不留行籽置于胶布中央并贴于耳穴，每次一耳 2~4 穴，揉按 20~50 次，每 5 天交换一次。

**【机制】**关元、气海、天枢、大横等腹部穴位可直接作用于腹部，加快局部代谢。星状神经节可以提高交感神经兴奋性，起到抑制食欲、加快代谢的作用。四肢不建议选择太多穴位，以免提高迷走神经兴奋性，反而增大食欲。另外，中脘多针浅刺可以起到抑制食欲的作用。现代实验研究已经表明，腹部穴位的刺激多激活交感神经，而四肢部穴位的强刺激可能更容易激活迷走神经。减肥是个“泻”的过程，笔者认为针灸的泻法或中医的“泻”都与交感神经兴奋性提高有关，具体内容参见最后一章相关表述。

其余如针刺星状神经节、耳针等内容前文已有涉及，辨证分型等较为基础，此处不进行详细叙述。

腹部的瘢痕松解对于减肥也十分重要。很多妇女由于生产或妇科手术在腹部留有瘢痕。以中医理论解释，瘢痕会导致局部气血运行不畅或经络瘀阻，不通则导致痰饮瘀积局部，造成腹部肥胖。瘢痕看似在皮肤表面，实际像剖宫产那样的瘢痕跨过浅筋膜层、深筋膜层直达内脏筋膜层，瘢痕的深部可能会粘连一些组织，甚至对内脏功能包括肠道蠕动产生影响。对瘢痕进行松解之后可能会缓解患者便秘情况，或改善消化功能，从而有助于减肥。

减肥以腹部穴位为主，针感相对较弱，以局部酸胀感为主。

## 第八节 针灸美容

面部衰老是机体和面、颈部的软、硬组织共同变化的结果，主要表现为皮肤皱褶，脂肪流失、组织容量萎缩，软组织、韧带和表浅肌肉腱膜系统（superficial fascia system，SMAS）的松弛下垂及骨骼退化等。导致面部衰老的原因复杂多样，其中年龄、紫外线暴露、饮食习惯等是主要因素。面部衰老的症状包括鼻唇沟加深、颈部和下颌缘线失去清晰的轮廓，口角外侧囊袋出现等，这些变化影响了整体面容，同时还会影响个体的自信和生活质量。

针灸美容从中医的整体观念出发，通过刺激穴位、疏通经络、调和阴阳，使颜面气血通畅，进而达到养护皮肤、美化容颜，治疗面部及其他部位皮肤疾病的效果。本节主要概述改善面部皱纹、进行面部提升，治疗黄褐斑、痤疮等。

**【针刺点】**面部腧穴及阿是穴：人迎、翳风、下关、水突、足三里等。

**【操作】**可选择毫针、美容针刀（刃针）、美容针灸针（塑柄面针，见图 6-8-1）、滞针、火针等。

**1. 面针针刺** 取穴：印堂、阳白、颧髎、四白、下关、地仓、颊车、阿是穴（鼻唇沟处）、大迎、人迎。操作：患者取坐位，75% 酒精皮肤消毒，消毒时避免酒精流入眼周，采用一次性面针（0.16mm×15mm）进行针刺，

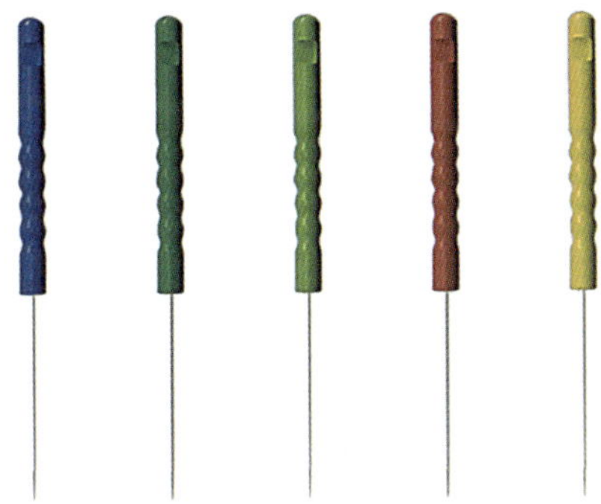


图 6-8-1 美容针灸针（塑柄面针）

选取双侧穴位，阿是穴自鼻唇沟起点开始（一般为迎香穴），每间隔 5mm 进针，与皮肤夹角 15°~30°，针刺方向由下而上，平行于鼻唇沟走行，直至鼻唇沟止点，针刺深度 3~5mm，每侧共 5~6 针，其余穴位均垂直于皮肤刺入 3~5mm，不行手法，留针 30 分钟，每周针刺 2 次，共治疗 4 周。

**2. 滞针针刺** 取穴：太阳透下关，颊车透大迎，迎香。操作：患者取坐位，75% 酒精皮肤消毒，采用一次性滞针进行针刺。太阳透下关，使用 0.45mm×75mm 滞针，太阳处进针，针体与皮肤夹角呈 15°，过颧弓后直达下关，深度 50mm；颊车透大迎，使用 0.25mm×25mm 滞针，颊车处进针，针体与皮肤夹角呈 15°，透向大迎方向，深度 20mm；迎香，使用 0.25mm×25mm 滞针，与皮肤夹角呈 10°，进针后沿鼻唇沟方向，针体位于鼻唇沟深部，深度 20mm。滞针针体刺入后顺时针方向捻转，90°~180° 后可产生滞针感，即针体与皮下组织结合紧密，无法轻易拔出。双手同时操作两侧相同穴位，向上提拉滞针，提拉幅度约 1cm，可见患者面部皮肤出现明显牵拉，提拉约 30 秒后留针 10 分钟，然后再次提拉 30 秒，一共进行 3 次提拉，共留针 30 分钟。出针时先逆时针方向捻转 90°~180°，再稍微用力可将滞针拔出。每周针刺 1 次，共治疗 4 周。

**3. 美容针刀或刃针松解** 选取 0.40mm×40mm 规格，刃口线方向一般平行于皱纹方向，进行纵向切割，可松解产生皱纹的表情肌，每个进针点间隔 1~1.5cm。但需要结合肌肉走行，如法令纹是由多组肌肉收缩所致，应当针对不同肌肉的肌纤维走行进行松解。黄褐斑、痤疮主要通过局部针刺或针刀松解，或者平头火针熨烫。注意进针时在病损外周刺入，脓疱型痤疮可以用针刀切开排脓，或者使用火针，但不论何种操作，一定严格消毒，针刀操作注意深度。不建议针刀及火针使用经验少的医生用此进行面部相关操作。

治疗期间嘱患者注意防晒，保持充足睡眠。停止口服或外用激素类药物，停止光电类或有创医美项目。

**【机制】**皱纹的出现与年龄、表情肌和重力有关。当表情肌收缩时，皮肤会收缩而出现皱纹。正常的、年轻的皮肤具有一定的弹性和张力，当表情肌松弛后，皮肤会很快复原，使皱纹消失。进入中年后，皮肤开始明显老化，皮肤变薄、干燥、张力降低。真皮层弹力纤维变性、断裂，使皮肤的张力和弹性降低，因此，当表情肌松弛后，皮肤不能很快复原，出现皱纹，表情肌不收缩时皱纹依然存在。随年龄增长，皮肤和皮下组织更加松弛，面部支持组织萎缩或缺失，加上肌肉的松弛，皮肤将会在重力的作用下发生下坠，形成更深的皱纹。

面部皮肤皱纹与肌肉的关系如下。额肌短缩产生额纹，皱眉肌紧张短缩产生川字纹，降眉（间）肌短缩产生鼻根纹，眼轮匝肌紧张短缩产生鱼尾纹，口轮匝肌、颧大肌、颧小肌、提上唇肌短缩产生法令纹（鼻唇沟纹），笑肌、颊肌短缩产生颊纹，颈阔肌短缩产生颈纹，口轮匝肌紧张挛缩产生唇纹。采用针刀松解时需要结合相应的解剖结构，且深度最好到达SMAS筋膜（是由一层纤维鞘包绕的筋肉筋膜，面部的筋膜有其特殊性）。

滞针又称为滞动针，为李振全医生发明，其特征为针体表面设有凹槽，小幅度捻转后即可实现滞针效果，而且减少了传统针灸针多次单向捻转造成的肌纤维过度缠绕的组织损伤问题。现代研究表明，滞针通过局部刺激将针身与其牵涉的肌肉纤维、结缔组织互相盘绕产生强力收缩，达到较强的机械牵拉作用，可松解病变组织粘连，改善局部血流灌注，临床上主要用于治疗痛症。笔者通过临床实践发现，滞针在美容方面有别的针具无法达到的效果，且简单、安全。

笔者参考线雕技术的操作要领，结合滞针技术，通过针刺穴位刺激局部SMAS结构，利用上提的操作将下垂的组织上提复位，提高韧带强度的同时淡化色斑，改善肤色，达到改善患者面部衰老症状的效果。其中，滞针操作中的太阳透下关参考埋线提升术中的下面部提升技术，通过刺激颞浅筋膜，带动SMAS上提，起到全脸提升作用，因刺激强度和范围较大，需要使用较粗规格的滞针（0.45mm×75mm）方可取得较为明显效果。颊车透大迎参考埋线提升术之颏颈部提升术，可提升和收紧下颌韧带，起到提高下颌线清晰度、减少口角外侧囊袋膨出、改善下颌缘上方皮肤及皮下脂肪松垂堆积的效果；迎香处滞针参考埋线提升术之鼻唇沟矫正，通过提升和收紧颧韧带，起到淡化鼻唇沟纹的作用。

面针含义有二：一种是通过面部特定区域针刺治疗全身疾病的针刺方法，属于微针系统；二是指用现代工艺制作出的较传统毫针直径更细，主要用于眼周及面部针刺的针灸器具。本书中所说面针指的是后者。面部解剖特点为血管及神经丰富，因此，面部针刺后易出血，且疼痛较躯干更敏感。面针针尖为子弹型，较传统毫针的锋利型针尖不易造成毛细血管破裂或尽可能保持最小出血量。面针直径更细，较传统毫针疼痛感更低，让患者就医体验感更好。

从解剖上讲，面针通过刺激四白、颧髎、下关、地仓、颊车等穴位，可以调节相应位置的颧弓韧带、下颌骨韧带、颊上颌韧带、咬肌韧带等皮肤固定结构，恢复其韧性以加强其抗牵拉、抗重力作用，使鼻唇沟外侧组织逐渐复位，达到面部紧致提升的效果。同时，细针针刺还能够促进皮下胶原蛋白的产生，起到改善肤质、提升皮肤色泽的作用。

针灸针或针刀刺入皮损处的皮肤，属于微创刺激，刺激后局部产生无菌性炎症，使局部血管扩张，渗出增加，改善局部代谢；渗出巨噬细胞，可吞噬有害物质；产生胶原纤维，使皮肤恢复弹性；切断部分痉挛的表情肌，且不影响表情。术后不留疤、损伤小、恢复快。

从传统经络理论讲，面部的衰老主要是由手足阳明经络功能衰退导致的。首先，《灵枢·经脉》篇载有："大肠手阳明之脉……从缺盆上颈贯颊……还出挟口，交人中，左之右，右之左，上挟鼻孔……胃足阳明之脉，起于鼻，交頞中……还出挟口环唇，下交承浆……循颊车，上耳前，过客主人……"提示面部走行经络以手足阳明经为主，除正经外，手足阳明经筋也分布于头角、面部和眼周，二者在生理结构和功能方面与面部衰老相关解剖组织结构相契合。其次，《素问·血气形志》篇云"夫人之常数……阳明常多气多血……"，表示手足阳明经为多气多血之经，《素问·上古天真论》提到女子"五七，阳明脉衰，面始焦，发始堕"，提示"阳明脉衰"或是人体（尤其是女子）衰老的启动因素。据此，面部皮肤组织结构的枯荣很大程度上取决于阳明经的盛衰，四白、下关、地仓、颊车、大迎、人迎均属于手足阳明经，配伍印堂、阳白、颧髎增强面部的气血化生。针刺以上穴位可以起到疏通局部面部经络，引气血上荣于面部，濡养皮肤，改善皮肤质地，增强肌肤的防卫和修复功能等作用。

当前应用于临床改善面部衰老的技术手段层出不穷，虽然部分较为成熟的手段可有效改善相关症状，但是依然存在一些弊端。如面中部提升除皱术、等离子光纤溶脂术等存在术后恢复期长和操作较为繁复等缺点；注射类项目如透明质酸注射容易造成血管栓塞，而自体脂肪填充会出现脂肪存活率不稳定、易液化坏死、形成结节等情况。

埋线操作熟练的医生也可选用高分子合成软线进行局部穴位埋线，如PDO（聚对二氧环已酮）线，此线体柔软，埋入后异物感小。蛋白线是由动物身上提取，有一定的致敏性，而PDO线是纯化学制造，相对来说更安全。由于线体的填充作用，一般在埋入后短期即可显效，线体埋入后可刺激皮下纤维结缔组织增生，可用于软组织的容量提升，后期即使线体被逐渐吸收，皱纹也会变浅。线体分解过程中引起周围组织的炎症反应，可起到美白作用。但埋线数量宜少不宜多，线体宜短不宜长，并且应选择安全性高的穴位，不要超出穴位埋线疗法的范畴。不建议针灸医生选用线雕中的鱼骨线或悬吊线，也不建议选择平滑线进行医美线雕技术操作，因面部埋线除可能发生血肿、感染外，还易出现操作部位凹凸不平、表情受限、皮下有结节或异物感等并发症，虽然线体一般经过6~12个月可以最终吸收，但由于鱼骨线或悬吊线的线体呈锯齿状，一旦埋入后较难进行调整，故对操作医生有较高要求。面部埋线和针刀需要较高技巧，避开主要神经走行，且一定要避开腮腺及腮腺导管（腮腺导管的表面投影为耳屏与鼻翼至红唇缘垂线中点连线的中三分之一段，但腮腺导管变异很多，标准走行反而占比少）。再次强调严格消毒，操作后冰敷，操作后嘱患者防晒，不建议无经验的医者进行面部埋线或针刀操作。

人迎、翳风、下关、水突是笔者治疗头面部的常用组穴，笔者称为"头颈四穴"，它们有广泛的治疗作用。人迎位于颈动脉处，针刺人迎可改善整个头面部供血。痤疮、湿疹都和皮肤的分泌功能密切相关。而皮肤的分泌功能和自主神经关系密切，翳风可对面神经、迷走神经产生刺激，下关对蝶腭神经节刺激，水突对星状神经节刺激。针对这些头颈部交感神经和副交感神经的刺激，可以作用于中枢神经，发挥广泛的神经调节作用，维护内环境的稳定，使内分泌功能和免疫功能保持正常。足三里为足阳明经合穴，阳明经多气多血，经络得以濡养，上荣于面部，起到美容的效果。特别有意思的是，笔者开始列举人迎、下关、水突都是基于解剖和神经调节的思路，撰写到此处时突然发现人迎、下关、水突居然都同属于足阳明胃经，这也许不是一种简单的巧合，也许是对古人“多气多血”的现代解读。

此外，颈部腧穴的针刺可以改善头面部供血，对于黄褐斑等面部色素增加性皮肤病或者痤疮等损容性皮肤病均有一定帮助，其机制和治疗中风和高血压相仿，可参考颈部大“T”型针刀松解操作。

以上治疗过程中患者主要感觉是痛感。医生根据手下感将层次控制在浅筋膜层范围内即可，避免刺中神经，当患者出现麻感时一定调整针刺深度及部位。面部血运丰富，注意多按压，或配合冰袋冷敷。

# 第七章
# 针 海 拾 贝

## 第一节 腧穴是祖先留给我们的地点坐标

江西德兴胜春医院卢胜春教授经常说一句话，诊断是灵魂。如果治疗疾病特别是痛症，能精确诊断，精细定位到某个肌肉或出现力平衡失调的结构再去对应治疗，往往会收到良好的效果。西医的疼痛科大夫或者中医的针刀医生对精细解剖一般比较熟悉，很多传统针灸医生在精细解剖方面基础相对比较薄弱。临床的目的是取得疗效，好比田忌赛马的目标是获胜，针灸医生应该发挥自己的长处，我们对解剖知识的掌握可能不如疼痛科医生，但我们对腧穴的定位更敏感。

针灸医生更熟悉“表面解剖学”，通过长年累月的临床磨砺让我们更擅长触诊，更擅长感知手指下的结构。就像生活在北京胡同里面的老居民一样，您问他北京中轴线向北 3 千米是什么，他的答案肯定不如测绘专家。但他却知道哪条胡同挨着什刹海公园，还知道附近哪家卤煮最地道，吃的时候最好多加蒜泥和香菜，这就是测绘专家答不上来的。某种程度上说，这个具体地名就像针灸医生对穴位的理解，我们不仅知道它在哪，而且知道周围按压哪里容易酸，哪里容易有条索或结节。我们依照自己的经验，按照我们习惯的模式同样可以做到精确定位。

例如治疗一个颈源性头痛的患者，通过仔细查体，最后发现是枕后腱弓卡压引起枕大神经痛。疼痛科的医生或者针刀的医生会对枕后腱弓卡压点进行松解或者神经阻滞，从而缓解症状。我们中医医生虽然可能对解剖不那么熟悉，但是我们知道天柱穴，而天柱和枕大神经、枕后腱弓的位置非常接近。通过针刺天柱穴，也可能取得良好的效果。即使不熟悉枕后腱弓这个名词，也并不影响治疗，这就是腧穴的力量。

再举一个例子，筋膜点和筋膜学说是现在非常热的话题，包括美式整脊在内的很多物理治疗师或者使用“干针”的康复医生，也广泛地应用筋膜点或者激痛点治疗疾病，他们在针对眼部症状的时候一般会处理枕部肌肉，因为枕肌和额肌及中间的帽状腱膜共同组成枕额肌，另外，从神经解剖的角度上看，动眼神经和枕部的神经中间有交通支，所以眼部和枕部关系密切。而我们学针灸的人都知道眼睛有问题要扎风池穴，风池穴就在枕肌上，而且有枕小神经分布。

上海体育学院运动医学康复中心黄强民说：当我使用激痛点治疗一段时间后，特别这几年开发内妇儿功能紊乱治疗后，我也觉得触发点就是中医穴位，只是定位更精准。比如说，我治高血压，发现颈动脉上旁侧有条索肌纤维，压之酸胀痛，一寸针，破皮后点到此条索，并有局部抽搐，留针，血压下降，查之，居然是人迎和水突。再比如治干眼症，扎颞肌第一触发点和翼外肌长头，有跳动感，几次后患者痊愈，查之，居然是瞳子髎穴。所以我认为激痛点是以解剖为基础的中医针灸穴位。(《结构针灸刺法经验》)

随着西方针刺医学的发展，传统针灸学也面临巨大挑战，但我认为针灸学是活着的科学，而且现在仍然处于壮年时期，现代的研究同样可以被这个古老又有着旺盛生命力的学科所应用所吸收。或者说，现代的研究结果实际上是对几千年前的瑰宝的再次科学验证。就如同黑箱理论，我们不了解箱子里的构造，但是通过在箱外的干预，同样能解决问题。

理论和基础研究者关注箱子里面“是什么”和“为什么”，我们作为临床医生，更关注的问题是“能怎么样”。一个传统的针灸医生，对于结构的掌握或许很难超过西医搞疼痛、阻滞或国外做干针的医生，但是我们可以通过穴位定位帮助记忆结构，通过辨析针感解决问题。腧穴可以理解成是先人为我们省去了大量思考的过程，而“简单粗暴”地总结出的治疗点。

本书神经的刺激点旁边都附上位置接近的腧穴，也是基于针灸大夫对穴位较为敏感的考虑。如此，以腧穴为纲，可以减轻学习的困难程度，可以让我们在临床运用时比单纯记忆解剖定位更得心应手。但是腧穴是普适性的规律，具体到每个人，定位不是一成不变的。腧穴本身有敏化之说，在敏化点针刺的效果往往会更好，所以临床需要通过揣穴来选择适当的位置。而当我们深入了解穴位的解剖结构之后，对临床有更好的促进作用，二者相辅相成。例如，针刺天柱或风池不一定完全能扎中枕大神经或枕小神经，因为神经走行变异是很常见的情况。沿发际取乳突及枕骨粗隆连线，将连线三等分，外侧的等分点即为枕小神经的针刺点，内侧的等分点为枕大神经的针刺点，我们可以通过天柱和风池的定位帮助寻找这两个针刺点，并根据产生的针感判断是否刺中相应神经。

还需要特殊说明的是，针刺神经是我们现代临床常用的方法，也是我们针灸人得天独厚的优势。杜元灏在《从针灸疗法临床思维的多态性看针灸理论的多样性与重构》一文中指出，古代针具粗糙，用它不可能直接去刺激神经，而今天的毫针非常纤细，具有深刺和直接刺激神经干、神经节的独有功能，这是古今针刺疗法的最大区别。针刀虽然在治疗很多疾病上优势明显，我也非常喜欢用针刀，但是针刀最好别反复触碰神经，因为毕竟针刀的刃口对神经会有一定损伤，我在临床使用针刀的过程中一旦听到患者说“麻了”，马上调整针刀的深度和方向。而毫针一般来说可以放心地对神经进行刺激，所以本书的一个目的就是让针灸人能掌握毫针可安全刺到的神经的位置和方法。

## 第二节　头有病尾旁取

我们都知道头有病足上取或头有病手上取。但根据笔者的临床经验，在尾骨旁边取穴治疗头部疾病同样有一定效果，只是因为其取穴不太方便，临床应用会受到限制。但治疗颅脑损伤或脑血管病导致的意识障碍者，尾骨附近取穴有不可替代的作用。

笔者应用骶尾部穴位治疗脑部疾患是从胚胎发育过程得到的启发。受精后 19 天，外胚层细胞形成神经板，27 天形成神经管，头段形成脑，尾段形成脊髓，受精后 17 天，轴旁中胚层细胞形成体节球，以每天 3 对的速度向尾部发生，最终形成 42~44 对体节，包括 4 对枕节、8 对颈节、12 对胸节、5 对腰节、5 对骶节和 8~10 对尾节。骶尾部的组织和脑部组织都来源于轴旁中胚层细胞，笔者猜想刺激骶尾骨部位可影响中枢神经系统，而人体都有自我保护功能，当中枢神经系统受损时，刺激已经退化的尾骨可能对中枢神经系统有刺激作用，能促进患者意识的恢复。从中医学理论角度理解，尾骨点属于督脉，故刺激尾骨点可以通督调神，醒脑开窍。

某患者，男，63 岁，于 2018 年 11 月 17 日突发语言欠利、左侧肢体活动不利，后意识不清，查颅脑 CT 示右侧基底节-岛叶-额颞顶叶-胼胝体大片状低密度影、左侧丘脑及脑干缺血灶并软化灶，考虑大面积脑梗死，患者 2019 年 1 月 5 日收入我病区，常规内科治疗及醒脑开窍针刺法治疗，病情好转，意识逐渐恢复后出院。2019 年 1 月 26 日再次就诊，当时患者嗜睡，失语，偶可发出单调语音，吞咽困难，左侧肢体无运动，上下肢肌力 0 级，饮食自胃管注入，二便失禁。无法伸舌，脉弦紧。中医诊断：中风（中经络）。针刺治疗先行骶尾部针刺，取穴：八髎穴、会阳、尾骨点；刺法：八髎穴直刺 1.5 寸，会阳直刺 1 寸，尾骨点自骶管裂孔处斜刺向尾骨尖，深度 1 寸。以上穴位均不留针，提插捻转数次后拔出。后行醒脑开窍针刺法，取穴：人中、内关（双侧）、三阴交（患侧）、百会、风池（双侧）、完骨（双侧）、天柱（双侧）、廉泉、金津、玉液、极泉（患侧）、尺泽（患侧）、合谷（患侧）、八邪（患侧）、委中（患侧）等，留针 30 分钟，每日 1 次。2019 年 1 月 29 日患者嗜睡时间减少，发音增大，偶可对答；2019 年 2 月 1 日可诉说自己姓名、老伴姓名，进行简单对话；2019 年 2 月 3 日自行将胃管拔出，进食偶呛，未下胃管；后逢春节，暂停治疗 3 天，2019 年 2 月 7 日继续针灸治疗至 3 月底。时患者神清，精神可，语言欠利，可进行基本对话，语速较慢，近期记忆差，经口进食，偶有咳呛，二便控制改善，小便偶失禁。患者意识状态明显改善，但左侧肢体仍无法运动。此患者开始针刺时已过急性期 2~3 个月，按一般规律，病情恢复相对较慢，但在进行骶尾部针刺后在较短时间内意识及语言功能均较大改善。

这种以尾治头的方法实际上也是关于对应取穴的方法，对应取穴除治疗痛症有效外，治疗内科疾病同样有着一定的疗效。贾海忠在其著作《经脉、极联针灸特效疗法精要》中也提到过，尾骨旁边和人体颈部、枕部和头部对应，可以治疗头部疾病，并称为“上下极联”。

此外，治疗颅脑损伤或脑血管病导致的意识障碍者，还可以应用董氏奇穴中足跟部的上瘤穴（足底后跟前缘正中央），或者小腿跟腱及三头肌附近的正筋、正宗、正士穴，并配合足少阴肾经涌泉穴。不论是骶尾部针刺，或者董氏奇穴足跟部及传统腧穴的涌泉、人中、井穴的针刺，都可以开窍醒神，而其共同的针感特点是疼痛比较明显，所以疼痛类的针感同样有非常好的治疗效果。虽然我们常说“痛则不通”，但当神“不通”的时候，是“痛则通”，非常有意思。

## 第三节 疗效的放大器

运动针刺法是提高疗效的有效手段，运动针刺法在不同的著作或针刺体系中有着不同的表述。如《刺法灸法学》教材上称为互动式针刺法；董氏奇穴将“动气针法”作为三种特效针法之一；贾海忠在其著作《经脉、极联针灸特效疗法精要》中建议有脊柱或关节问题的患者做太极操，即让病患处做圆周运动；在浮针疗法中强调再灌注活动，即患者主动活动患处肌肉或者关节，或者医生帮助患者活动患处肌肉或关节，使得相关的肌肉得以舒张和收缩。

笔者在临床中发现，不论是治疗运动系统疾病还是调理脏腑功能，如果配合运动针刺法，疗效会在常规针刺的基础上提高一个台阶。运动针刺法治疗疼痛类疾病的效果毋庸置疑，往往在阿是穴针刺后，嘱患者活动相应患处，疼痛会大幅减轻。在治疗内科病时，医生一般不会直接建议让患者进行相应活动，因为内脏本身难以像肢体一样靠意识进行主动活动，但实际上我们可以通过呼吸运动帮助内脏活动。通过进行腹式呼吸，让患者膈肌的上下活动范围增大，相当于对胸腹腔的内脏或结构进行了挤压及按摩，让内脏进行了间接活动。不论是躯体疼痛还是内脏疾病，当相应部位进行活动时，局部都会有更多的血流，促进代谢产物的排出和新鲜营养物质的进入。如天津中医药大学第一附属医院阎莉主任善用芒针，在针刺中脘穴时待患者吸气时进针。贾海忠教授在其著作《纬脉针灸特效疗法精要：非疼痛篇》中提到了呼吸行针法，在患者呼气时向内插，吸气时向外提。读者可以参考。

意守病处是另一个提高疗效的方法。《内经》中很强调针刺治神，在治疗的整个过程中，医生和患者都要守神，“必一其神，令志在针”，“一其神”即使神一，让神集中一处。但是守神这个关键点却被现代医家所忽视，我们都太过强调客观实验研究，对神或者意念的作用有所忽视。与此形成鲜明对比的是，现代科学越来越注重意念在治疗或体育训练中的作用。

现代康复中有运动想象疗法，在脑损伤、脊髓损伤或正常人进行康复时都可以采用。在功能训练后，让患者进行全身放松，接着提示患者进行间断的“运动想象”，想象的内容应集中于某项或某几项活动，以改善某种功能，同时强调患者利用全部的感觉。在现代健身健美领域也有“念动一致”的要求，在训练肌肉的时候可以通过意念控制让目标肌肉更多地发力，比如在进行肱二头肌训练时健身者将全部的注意力放在控制肱二头肌的收缩上，就可以减少协同肌肉的发力，并且提升肱二头肌的激活度，从而获得更好的增肌效果。特别是在高水平竞技运动员的训练中，意念或者运动想象有着非常重要的地位。患者守神的机制可能和调节自主神经功能有关，黄龙祥教授在其著作《中国古典针灸学大纲》中提到，治神所以成为上工的追求在于其能够有效地调节自主神经。因此，在临床中，我们在有条件的前提下，除注意诊室的光线和环境及医者守神外，应提示患者把意念集中到病处或者针下，这样能够加强针感，增大针刺感觉信号的输入。《无极针法:〈内经〉针刺治神临床三十年》一书中强调了针刺治神的方法，有兴趣的读者可以阅读学习。

## 第四节　刺激量、自主神经和补泻

针刺补泻手法是实现针刺补泻最主要的手段和方法，可分为单式补泻手法和复式补泻手法，捻转补泻和提插补泻是基本的单式补泻手法，单式补泻手法与针刺量有一定的关系。朱琏在西医神经科学理论影响下，提出由于不同强度的刺激，针刺补泻会对神经产生兴奋或抑制的作用。第 10 版《针灸学》教材认为补泻手法与强弱刺激之间既有联系，又有区别。现代较主流的观点认为补泻手法的实质是刺激量的大小，一般认为轻刺激偏向补法，重刺激偏向泻法，而平补平泻可能是一种中等刺激量的针刺手法。现代医家大多以刺激量的大小划分针刺补泻。《实验针灸学》教材指出毫针补法采用短时间的弱刺激，轻度提插，捻转角度小，在 180°范围内，捻转频率在 60~80 次/min；毫针泻法则采用较长时间的强刺激，大幅度提插，捻转角度大，在 180°~360°范围内，捻转频率在 120~160 次/min。

虽然针刀疗法一般不涉及补泻的问题，但笔者认为，针刀同样有补泻，而且比针灸的补泻更加鲜明，用针刀进行纵向疏通的时候通常属于补法，在横行切割或剥离的时候通常属于泻法。比如治疗中风病痉挛性瘫痪的患者，针刀处理上肢肌张力增高的屈肌，通常将针刀的刃口与肌纤维走行垂直，采用横切法，切断部分肌纤维，从而让上肢屈肌张力降低；而用纵向疏通的方法，刺激力量弱的伸肌如肱三头肌，会增强肌肉的兴奋程度，提高肌力。这实际上就是典型的针刀补泻，让痉挛肌肉的肌力降低，而让痿软无力肌肉的肌力提高。针灸针虽然不能像针刀一样对患肌进行切割，但通过调节刺激量也可以实现上述效果。比如用重手法多次刺激后（泻法），也会让痉挛的肌肉慢慢变得松软。

针刺刺激量和自主神经有一定的关系。现代神经解剖学研究表明，针刺可通过产生自主神经反射来发挥其调节作用，针刺能够以刺激强度依赖的方式驱动躯体-交感神经反射和躯体-副交感神经反射。现代研究亦证明，刺激量小的手法能兴奋交感神经，使皮温升高，促进血液循环、加快机体代谢，发挥“补法”作用；而刺激量大的手法则能抑制交感神经，当刺激量增加，由于相关神经递质的蓄积作用，可降低皮温、减轻疼痛、减慢心率、降低血压等，发挥“泻法”作用。笔者认为，交感神经兴奋或副交感神经抑制时为“补”，副交感神经兴奋或交感神经抑制时为“泻”。从能量蓄积的角度讲，交感神经兴奋是人体分解代谢加强的一种表现，此时心率提高，肌肉随时准备向外输出，英文描述为“fight or flight”（格斗-逃跑反应）。对于人体来说，基础代谢率提高，将人体储存的能量物质分解代谢出去，相当于“泻”。而当副交感神经系统兴奋的时候，人体蓄积能量，此时腺体分泌增加，消化系统开始变得活跃，心率变慢，英文描述为“rest and digest”（休息或消化反应）。对于人体来说，基础代谢率变低，将外来食物消化吸收转变成自身的物质，并贮存能量，即同化过程，相当于“补”。

也可以从有氧运动和无氧运动的角度去考虑。虽然运动都是一个消耗的过程，但坚持一段时间到有氧运动后，最终的结果是提升了心肺功能，人的基础心率会降低，人的迷走神经或副交感神经兴奋性会加强（副交感神经是神经功能上的说法，迷走神经是解剖角度上的说法，是混合神经，含有躯体运动、内脏运动、内脏感觉、躯体感觉四种纤维，其中的内脏运动神经属于副交感神经），也是一种偏“补”的运动形式。比如太极拳或慢跑就是有氧运动的代表，因此，对于老年人或者身体素质不是特别好的人，在刚开始做运动的时候，都是建议做有氧运动，提高心肺功能，把身体“补”起来。而无氧运动在运动的过程中心率提升非常快，甚至达到人体最大心率，葡萄糖无法和氧气充分接触，代谢产生乳酸，经过无氧运动的训练，人的交感神经系统兴奋性会提高，比如短跑或格斗，就是典型的无氧运动。典型的就是对抗性的拳击比赛，谁在单位时间内挥拳的力度大、频率高、输出多、做功多，就可能赢得比赛，这种运动只适合青壮年，对于老年人或体弱者，可能会透支身体，是“泻”。

研究针刺补泻和自主神经的关系非常有意义，可能帮助“说明白，讲清楚”一些手法的生理机制。朱兵教授在《系统针灸学——复兴“体表医学”》中写过针刺的过强刺激会引起整个机体的“拟交感”应激反应。笔者推测，针刺补泻手法和刺激不同的神经纤维有关，针刺补法操作主要以兴奋副交感神经或抑制交感神经为主，针刺泻法操作主要以兴奋交感神经或抑制副交感神经为主。一般认为，提插补泻中，以下插用力为主者为补法，以向上提用力为主者为泻法。笔者猜测上提和下插动作可能和自主神经有关，是否下插动作更容易激活躯体-副交感神经反射或抑制躯体-交感神经反射，上提动作更容易激活躯体-交感神经反射或抑制躯体-副交感神经反射？而体内有些地方交感神经元空缺，这是否可以帮助解释为何有的穴位容易产生补泻的效果，而有的穴位难以进行针刺补泻操作。

再如针刺烧山火手法属于补法，其机制是否为烧山火手法可以抑制交感神经，引起局部毛细血管扩张，提高局部血流，引起温度升高？在人体骨骼肌是否也存在舒血管纤维分布，烧山火手法的刺激方式可以兴奋舒血管纤维？从自主神经系统角度上考虑针刺补泻，可能为研究针刺补泻的生理学机制做出提示，甚至为躯体-交感神经/副交感神经反射的研究提供新的思路。

现代研究证实穴位作用有两类效应，即节段性效应和超节段性效应（或广谱效应）。节段性效应是局部效应，通过神经节段性联系产生；超节段性效应属于整体性效应或广泛性效应，通过脑部神经核团及神经-内分泌-免疫网络所产生。节段性效应决定了穴位的特异性，并且和自主神经密切相关。景向红等研究表明体表穴区与相同神经支配节段的内脏器官在交感神经的参与下组成联系相对紧密的“功能性单元”，位于相同脊髓节段的腧穴能引起相同或邻近节段交感神经活动的改变，并通过躯体-交感神经反射对相应靶器官的功能进行特异性调控。朱兵等研究表明，胸腹水平穴位如“梁门”的刺激主要通过兴奋交感神经以抑制胃肠运动，肢体区域穴位刺激主要通过兴奋副交感反射促进胃肠运动：如腹部的天枢穴可以通过躯体-交感反射提高交感神经兴奋性，抑制胃肠道蠕动；而下肢部的足三里-上巨虚区域的神经支配，位于交感节前神经元空缺的部位，刺激此处不能引发躯体交感反射，只能引起迷走神经系统的兴奋，进而促进胃肠道的蠕动。针刺补泻手法可以结合上述研究结论进行更多探索性研究。很多穴位本身就有偏补或偏泻的特点，如合谷偏泻，关元、三阴交偏补，因此穴位本身的特性（以节段性效应为主）可能和自主神经的分布或者感受器分布密切相关。通过针刺这些区域的穴位结合不同的刺激参数，会更容易观测针刺的补泻效应。

针刺补泻手法是影响针刺疗效的重要因素，也是针刺操作的要点之一，在编写教材或者撰写疾病治疗方案时一般都会描述某个穴位需要用“补法”“泻法”或者“平补平泻法”。但是对于针刺补泻的机制和操作要点缺乏相对有力的研究证据支持。传统的针刺补泻手法起效的关键可能与调节自主神经密切相关。笔者认为针刺补法可能以兴奋副交感神经或抑制交感神经为主，针刺泻法可能以兴奋交感神经或抑制副交感神经为主。研究针刺补泻和自主神经的关系对临床有一定指导意义，同时还将为“用现代科学解释中医药原理”提供新的研究视角。

## 第五节　捻转和补泻

捻转补泻是常用的针刺补泻手法，最早见于《素问·八正神明论》，“泻必用方……补必用员……”。《黄帝内经》对于捻转补泻的描述较简单，不同篇章对于“方”“员”的论述截然相反，窦汉卿首次明确了捻针左右不同对补泻的影响，“动退空歇，迎夺右而泻凉；推内进搓，随济左而补暖”（《标幽赋》）。古代各医家在捻转角度、捻转速度、用力轻重方面的描述基本一致，而对补泻对应的捻转方向认识较为混乱。其中一个争议较大的地方是捻转补泻手法是否蕴含着提插手法，如果包括提插手法，是否对针刺补泻造成影响。笔者认为捻转操作的确会有提插作用，但其原因是针柄的金属缠绕丝和拇示指相对形成像拧螺丝一样的螺旋运动，其上提或下插方向由螺旋圈缠绕方向决定，而与拇指努出方向或持针手形无关。

### 一、现代医家对捻转手法含有提插运动的认识

王彩虹在自行研制的针刺手法测定仪上分别施行“大指努出为主”的

捻转补法和“大指收入为主”的捻转泻法，发现所记录的捻转手法图形中同时显示出提插手法曲线，其曲线的频率与捻转几乎同步，但幅度远小于捻转，并且捻转补法图形中的提插曲线水平基线逐渐下行，而捻转泻法图形中的提插曲线水平基线逐渐上行。这些现象提示捻转补泻手法含有轻微的提插手法，且捻转补法伴有下插之力，捻转泻法则伴有上提之力，表明捻转补泻法中蕴含提插补泻。

魏连海认为捻转补泻法不只是简单的平面转动，因为针身不仅有旋转也有上下移动。拇指的桡侧缘（包括尺侧缘）是向下倾斜的，当拇指向前努出时，针身的运动趋势是向下的。拇指从近端向远端努出时，由于自然倾斜的关系，拇指由原来的水平面降落到新的较低的水平面，使针尖深度也由浅到深。沈特立认为人类手指示指相对长、拇指相对短，因而在做摩擦运动时，必然形成一个立体三维运动。医者持针的手形决定了捻转必然兼带有提插动作。如大指左转时，拇指以掌指关节为轴，做向下运动；示指以近指关节为轴做屈曲运动，则同时不可避免地插针向下向内。

## 二、捻转手法含有提插运动的实验观察

因于人体上进行持续单向捻转会造成肌纤维单向缠绕而发生滞针，故笔者用针灸练习皮肤模型进行简单的实验观察。两根树脂胶棒平行夹持针柄后相对搓动，可令针柄旋转，以除外手在捻转过程中会产生轻微的上下运动的可能。进针深度 10mm，分别用左手、右手及树脂胶棒单向顺时针捻转针身 40 圈，后观察深度变化。实验结果表明捻转补泻手法确实包含针体的上提或下插的变化。但这种变化并非由于之前医家论述的因拇指有倾斜方向或人体手部本身结构造成，而是由于针体的金属缠绕丝和拇示指相对形成螺旋运动；针体向上或者向下的运动方向也与拇指努出方向或持针手形无关，而是由缠绕丝的缠绕方向决定的。笔者发现，当拇指与示指夹持针柄做捻转手法时，由于螺旋圈的作用，针体会轻微上下运动，其原理类似拧螺丝。针灸针依针柄类型分为环柄针、平柄针、花柄针、塑料柄针、金属管柄针，其中环柄针、平柄针最为常用。针灸针的国家标准并未规定针柄金属缠绕丝缠绕方向，只说明“针灸针的针柄如采用缠绕丝，其螺旋圈应排列均匀”。标准中列出有螺旋圈排列的三种针灸针图片，均为自左上方至右下方缠绕。笔者观察临床常用的针灸针，其缠绕方向均为左上至

右下。

“华佗牌”紫铜柄针灸针（规格 0.25mm×40mm），缠绕螺旋铜丝部分长约 33mm，共缠绕 80 圈。笔者推论，捻转一周深度有约 33/88mm=0.375mm 的变化。当顺着缠绕丝缠绕方向即顺时针运动时，针体都会向下运动。魏连海认为拇示指的倾斜程度使针体发生深度的变化，按照这个假设，左右手分别顺时针捻转针柄后，针体深度变化应该相反。但笔者实验表明，左右手操作后深度变化方向相同。由于进针后针体和穴区间有一定阻力，捻转 80 圈，深度变化会小于针柄长度。左右手及橡胶棒操作后针体在同种物体的深度变化上相差不大。针柄旋转 80 圈后针尖深度可增加 13~25mm。

笔者查阅相关文献发现，元杜思敬《针经摘英集》、明高武《针灸节要》、明徐春甫《古今医统大全》、明杨继洲《针灸大成》、明马莳《黄帝内经灵枢注证发微》、明张介宾《类经图翼》、清吴谦《医宗金鉴》的九针图中毫针针柄均有丝状缠绕，表明至少从元代开始针灸针就以丝缠针柄。金属丝缠绕的目的是方便拿捏针具及进行提插捻转操作，明杨继洲《针灸大成》煮针法中载“次以铜丝缠上，其针尖要磨圆，不可用尖刃”，描述了针灸针的制作过程，但未说明铜丝的缠绕方向。虽然单次捻转造成的深度变化不大，但有学者认为民国以前的捻转手法都是单向捻转，民国以前针灸学文献行针手法中没有往复捻转的记载。如果按照此观点，古代捻转手法造成的深度的变化要远远高于现代针刺。

## 三、捻转补泻的核心是上下运动，和提插补泻内涵一致

《难经》中明确提出了提插补泻手法。《难经・七十六难》曰：“当补之时，从卫取气；当泻之时，从营置气。”《难经・七十八难》曰：“得气，因推而内之，是谓补；动而伸之，是谓泻。”即进针后由浅层得气，推而内之为补；进针后直达深部，由深层得气，摇动上提至浅层为泻。这是首次较明确地提出了提插补泻法，确立了先浅后深、纳气而入是为补，先深后浅、引气而出是为泻。大家对于提插补泻的认识基本统一，即向上为泻，向下为补。而对于捻转补泻对应的捻转方向认识较为混乱。笔者认为，针刺捻转操作过程中，针柄的金属缠绕丝和拇示指相对形成螺旋运动，造成针体刺入深度会有微小幅度的变化，这种变化可能和针刺补泻有关。捻转补泻也是通过捻转过程中的针体上下运动实现的，向上运动为泻，向下运动为

补，这和提插补泻的内涵一致。

## 第六节　内脏病的针刺治疗

### 一、治疗内脏病的两个方法

一般来说，针刺如果能刺激到某个结构，对该结构就有治疗作用。如针刺肌肉上的痛点可以治疗软组织疼痛，即“以痛为输”；针刺有病损的皮肤，可以治疗痤疮、瘢痕、斑秃等，或者可以简单理解成“哪有问题就扎哪”，可以改善很多症状。但是内脏病如何针刺治疗？因为除了肠道，大部分内脏是不能直接针刺的。正因如此，针刺在治疗痛症方面往往效果较好，但在内脏病上的效果有时无法保证。

正如杜元灏教授在《针灸疗法本质特征与治疗规律思考》中写道：“一般而言，躯体部的皮肉脉筋骨病变属于阳病、躯体病，位置表浅，定位明确；从病机而言，躯体病变多为经络气血阻滞，或经筋受损、功能失调，表现为疼痛、麻木、肿胀、运动障碍等。躯体病以经络辨证更为适宜，以疏通经络、舒筋活络、活血止痛等为基本治疗大法，具有以外治外的特点。内脏病位置较深，定位模糊；病机是内外等各种因素导致的脏腑功能失调，多表现出复杂的内外症状和症候群。”还说：“我们对古代、现代（国内外）的针灸病谱研究表明：肌肉骨骼系统与结缔组织病变等躯体病等为针灸最主要适应证。为什么经典的经络体系对躯体病指导如此有效？由于躯体病的病变部位很明确，辨证归经对选穴有重要的指导意义。因为人体肢体部位的肌肉、神经、血管的走行基本呈现纵行分布的主趋势，与传统的经络纵向分布高度相近。从生物力学看，一条纵行肌肉的局部损伤，必然牵涉到整条肌肉或相连接的软组织的痉挛或劳损。因此，在病变部位的上下、远近沿经络选穴配方意义重大。”

既然一般不能直接针刺内脏，那就通过其他方法治疗内脏疾病：第一，依据经络-脏腑相关理论或者内脏-躯体反射的关系选穴针刺；第二，针刺支配内脏的神经。这是我在临床上针灸治疗内脏病的基本思路。好，问题来了，躯体神经相对好定位，位置也相对比较表浅，针灸人也广泛使用，而内脏神经很多分布在人体深部，针刺风险高、难度大，我们怎么安全地针刺或较为直接地影响到支配内脏的神经（内脏神经系统）？

## 二、内脏神经系统概述

首先我们简述一下相关的解剖和生理知识，如此才能有目标的针刺。神经系统按照功能可分为调节人体适应外环境变化的躯体神经系统（也可以理解成动物神经系统，当然这个说法不严谨）及稳定内环境的内脏神经系统（自主神经系统）。内脏神经系统按照分布部位的不同可分为中枢部和周围部。中枢部包括大脑皮质、下丘脑、脑干的副交感神经核团及脊髓各节段侧角区。大脑皮质各区均有自主神经的代表区，如旁中央小叶与膀胱、肛门括约肌调节有关；岛叶、边缘叶与内脏活动有关。下丘脑是自主神经的皮质下中枢，共同调节机体的糖、水、盐、脂肪代谢，以及体温、睡眠、呼吸、血压和内分泌的功能。周围部主要分布于内脏、心血管和腺体，故名内脏神经。和躯体神经一样，内脏神经纤维根据传递神经冲动的方向不同分为传入神经（感觉神经）和传出神经（运动神经）：内脏传入神经向中枢传递神经冲动，产生感觉，又称为内脏感觉神经；而传出神经由中枢向周围传递神经冲动，产生运动，又称为内脏运动神经。

因为内脏反射通常不能随意控制，故名自主神经系统。自主神经系统由交感神经系统和副交感神经系统两部分组成，支配和调节机体各器官、血管、平滑肌和腺体的活动和分泌，并参与内分泌调节葡萄糖、脂肪、水和电解质代谢，以及体温、睡眠和血压等。两个分系统会在大脑皮质及下丘脑的支配下，对器官的生理活动产生拮抗和协调的作用。

### （一）交感神经系统

交感神经节前神经元胞体在 $T_1$—$L_3$ 脊髓灰质侧柱中间外侧核，由此核发出的节前纤维经过脊髓经相应的前根进入脊神经，很快又经白交通支进入交感神经节。交感神经节按照位置可分为椎旁神经节（交感干）和椎前神经节。交感神经节是节后神经元胞体所在处，其发出的轴突即为节后神经纤维。交感干是指 2 条带有神经节的神经条索，上自颅底、下至尾骨，分列于脊柱的两旁。神经节通过很短的神经纤维，即灰、白交通支与脊神经相连。节前纤维经白交通支连至交感干，而节后神经元的轴突则经灰交通支离开交感干。颈部交感干位于每侧颈动脉鞘的后面、颈椎横突的前面，胸交感干位于肋骨头的前面，腹部交感干则位于腰椎体的前外侧，盆部交感干贴行于骶前孔内侧的骶骨前面。最终，两交感干在尾骨前面汇合于正中单一的终末神经节（奇神经节，唯一不成对的椎旁神经节）。颈部的交感神经节通常融合为3个。由颈上神经节的头端发出的颈内动脉神经，作为交感干向上的延续，伴随颈内动脉穿过颈动脉管进入颅内。胸部有10~12个神经节，腰部有4个神经节，骶部有4~5个神经节。交感神经节后神经元的胞体，大多数位于交感干神经节内或大部分周围神经丛的神经节内。节后纤维为无髓纤维，以多种方式分布于靶器官。由交感干神经节发出的节后纤维可经灰交通支返回至发出节前纤维的脊神经，通常在该白交通支的近端进入脊神经，再经脊神经的前、后支分布到其支配区的血管、汗腺和立毛肌等结构。交感神经的节后纤维可以经神经节的内侧支直接到达特定的脏器，或支配附近的血管，或沿这些血管至其分布区域。它们在离开交感干之前也可以在干内上行或下行。很多纤维以神经丛的形式沿动脉和管道分布至较远的效应器。

### （二）副交感神经系统

副交感神经的低级中枢位于脑干的副交感神经核和脊髓骶2—4节段的中间带外侧核，副交感神经根据其低级中枢的位置可分为颅部和骶部。颅部副交感神经的节前纤维分别随动眼神经、面神经、舌咽神经和迷走神经走行。属于脑神经的四对副交感神经节分别为睫状神经节、蝶腭神经节、下颌神经节、耳神经节。骶部副交感神经的节前纤维，随骶2—4神经出骶前孔，构成盆内脏神经，加入盆丛，从盆丛分支到降结肠、乙状结肠及盆腔脏器，在终节换神经元后，支配上述器官。

### （三）内脏病和内脏神经功能紊乱相关

很多内脏病都和交感神经兴奋性过度增高相关。和疼痛敏化的理论相似，脊髓也有脊髓节段易化（徐高磊《内脏-躯体功能评估与解剖学分析》）。脊髓节段易化是指脊髓的某一节段中所有的神经元因反复刺激或慢性刺激降低了阈值，因此，阈下刺激足以使得易化节段神经元兴奋。研究表明：增加交感神经的兴奋性可以降低受累脊髓节段的阈值，使得对应肌肉紧张；脊柱关节活动受限导致该节段的交感神经兴奋性增加，进而造成该节段对应内脏的功能障碍。降低椎旁肌肉的紧张程度可以降低该节段交感神经的兴奋性。

又如某些交感神经型颈椎病患者，可能会因为颈椎的退变、增生，包括颈椎间盘突出、骨质增生等，刺激到颈椎两侧的交感神经干，使交感神经的兴奋性增高，血管平滑肌收缩增强，血管口径减小，血流阻力增大，导致高血压。同时，颈交感神经节有纤维发到心脏去，参与形成心浅丛和心深丛，故当交感神经的兴奋性增高时，心率加快、冠状动脉舒张而导致血压升高。

## 三、如何针刺或调节内脏神经系统

黄龙祥教授在其著作《中国古典针灸学大纲》中，通过严密的逻辑推导，认为“血气”是针灸学的元范畴，古典针刺通过调血气来治百病。古人将疾病的总病机、总治则及针灸作用的总机制都归结于“血气”，以血气之府——脉的变化度量血气状态，以刺灸脉输募输作为调血气治百病的主要手段。提醒现代研究者应该把握古典针灸调血气的主体刺法。

他写道：“古典针灸临床应用最广的大输为五输、背俞和腹募，此三者不仅是针灸治疗最重要最常用的经俞，具有最广泛最有效的调节经脉和脏腑的整体功能，同时也是诊察疾病最常用的部位。三者在结构上的共同点表现为丰富的自主神经支配，只此一条证据便足以说明，针灸诊疗疾病、治身调神的机制——至少是主要机制，离不开自主神经的调节。”还在《新古典针灸学大纲》中写道：“如果研究针灸作用的神经机制，应重点关注与血管和内脏密切相关的自经，特别是交感神经。基于此探索针刺作用的机制，至少应当确定两个基本点：其一，刺激血管本身的作用；其二，刺激血管周及血管伴行神经，且主要是交感神经的作用。”

他在《中国古典针灸学大纲》的最后特别强调了针刺调节自主神经的重要性，指出：①古典针灸之所以特别强调定气治神，提出针灸不独治病还在于“修真全神”，也主要通过调节自主神经的功能实现；②毫针补泻法之所以能成为古典针灸的刺法核心，在于它最直接最有效地刺及了脉输丰富的自主神经，“刺输不离脉”的结果也是更精准更有效地调节了脉及脉周的自主神经；③导引行气之所以能防病治病并能增加针灸疗效，其机制也是调节了自主神经，促进了气血的流通；④“治神”之所以成为上工的追求也在于其能有效地调节自主神经；⑤针刺输穴所表现的作用的双向性，与自主神经固有的调节特征相关。古人刺脉刺输，特别是以毫针补泻的刺脉输和募输，很可能主要通过调节自主神经最终实现调血气令和的目的，特别是调节交感神经。而星状神经节、奇神经节是为数不多的能通过针刺直接刺激到的交感神经。根据笔者的临床经验，星状神经节也是临床非常有效的增效穴，特别是在治疗免疫系统疾病、内分泌系统疾病及痛症方面。

万事万物都可分为阴阳，躯体神经系统为阳，内脏神经系统为阴；内脏神经系统的交感神经为阳，副交感神经为阴。针灸的一个重要作用就是调节阴阳。“凡刺之法，必先本于神”，针灸治疗疾病重在调神，“必一其神，令志在针”。中医中神的概念比较广，在《中医基础理论》中关于神的定义为：“神是人体生命活动的主宰及外在总体表现的统称。神的内涵是广泛的，既是一切生理活动、心理活动的主宰，又包括了生命活动外在的体现，其中又将精神、意识、思维活动归纳为狭义之神的范畴。”神主宰人的生命活动，现代医学的神经系统可以归到神的范畴内。如果说人体功能出了问题，调节功能最快速最有效的方法就是通过神经系统进行调节。下面我们总结一下内脏神经针刺的方法和针刺点。

躯体神经系统受我们意识支配，而内脏神经系统不受意识控制，但可以被以腹式呼吸为主的导引或针刺影响。如果扎针之前医者和患者都屏气凝神，针灸可能会对自主神经系统产生更大的影响。相对躯体神经，交感神经和副交感神经的针刺是比较难的，这可能也和动物的进化有关，自主神经大多分布在不方便触及的躯体深部，如果这些神经节分布在容易触及的地方，那么会很容易被野兽或者外来的伤害所影响。所以，我们要寻找针刺交感神经和副交感神经的部位。

从周围神经中各种神经的占比也可看出交感神经的重要性。有研究表明，在外周神经中，通常运动神经只占 17%，感觉神经占 43%，交感神经占 40%。因此，外周神经中感觉神经和交感神经占绝大部分，外周神经和内脏发生很多联系。当周围神经受到卡压时，可影响血管、汗腺甚至内脏，这同样为针灸针刺外周神经而治疗内脏病提供了理论支持。

### （一）血管

针刺影响交感神经的一个重要的渠道就是通过血管，人体的血管上有交感神经纤维的附着，交感神经支配血管的舒缩程度，反过来，刺激血管也可能影响交感神经。有意思的是，中医脉诊中正常的脉象特点是“有胃、有神、有根”，也是通过脉搏来反映一个人的神。在中医中，如果某个区域或器官可以诊断疾病，往往它也可以治疗疾病。但是脉诊在现代临床中大多只发挥了其诊断作用，而“刺脉”可能是我们现代针灸丢失了的重要的治疗手段。针刺动静脉可以调节交感神经从而调神，这是一个重要的自主神经的治疗点。

### （二）交感干、交感神经节

交感神经的另一个治疗点就是直接针刺或间接影响交感干、交感神经节等。交感神经的低级中枢部是脊髓的 $T_1$ 到 $L_2$ 的脊髓侧角神经元，而交感神经的周围部包括交感干、交感神经节，以及由节发出的分支和交感神经丛等。交感神经节是交感神经节后神经元胞体的所在部位，根据其位置可分为椎旁节和椎前节。椎旁节纵行排列于脊柱两侧，上至颅底，下至尾骨前方，每侧有 22~25 个节，节与节之间由神经纤维（节间支）相连，形成两条纵行的串珠状的神经节链，叫交感干。交感干在颈段有三个节，即颈上节、颈中节和颈下节，颈下节常与胸 1 交感节合并成星状神经节；交感干在胸段有 11~12 个节；腰段常有 4 个节；骶段有 4~5 个节，在尾骨前方左、右交感干相遇形成一个共同的奇神经节。椎前节位于脊柱前方，形状不规则，多位于动脉的起始部。笔者于水突附近针刺可以调节星状神经节（真正星状神经节并不容易针刺到，前文有过叙述），通过秩边深刺法可以刺中奇神经节（见前文），下腰部的椎旁节（$L_4$、$L_5$）可以通过膀胱经第二侧线斜刺，其余部位如胸椎的椎旁节距离肺部很近，上腰部的椎旁节针刺可能伤及肾脏，针刺危险性较大，不建议尝试。

颈椎的交感神经并不来源于颈部的脊髓，而是起始于胸部的脊髓灰质侧柱，又被称为颈交感干，分为颈上神经节、颈中神经节和颈下神经节，颈上神经节位于第 1、2 颈椎或第 2、3 颈椎横突高度。颈中神经节是第 6 颈椎平面甲状腺下动脉前方的神经节。颈下神经节位于第 7 颈椎横突根部和第 1 肋骨颈之间，椎动静脉的后方，此节常与第 1 胸交感节合并为星状神经节。颈上神经节较难针刺，真正针刺星状神经节也有较大风险，因为离肺部非常近，但是针刺颈中神经节也可以达到类似针刺星状神经节的作用，所以可以作为替代方案，本书在之前有详细叙述。

### （三）背俞穴、腹募穴

虽然其他交感干无法安全的针刺，但我们可以通过针刺膀胱经的腧穴或华佗夹脊穴和腹募穴影响到胸腰部的椎旁节。脊神经出椎间孔后立即分为前支和后支，脊神经后支又分成内侧支和外侧支，膀胱经在背上循行的两条侧线分别与后支的内侧支和外侧支相互对应。细考各俞穴、募穴的位置，基本上与相关脏腑的位置相一致。如胃募中脘与胃的位置相一致，心俞与心的位置相一致等。俞募穴与经络归属是无关的，如任脉上共有膀胱募中极、小肠募关元、三焦募石门、胃募中脘、心募巨阙、心包募膻中6个募穴，它们的主治与任脉的功能无关。背俞穴均属膀胱经，其作用更是与膀胱经无关。黄龙祥认为："背俞穴原本就不是经脉理论框架下的产物，而是属于另一理论……"为什么背俞穴有如此重要的作用，而且位于同一条经络上距离很近的背俞穴却有差异较大的主治，膀胱经上的穴位能治疗全身内脏疾病？这点不太容易用经络的理论来解释，但是很容易用神经解剖学知识解答。见图7-6-1。

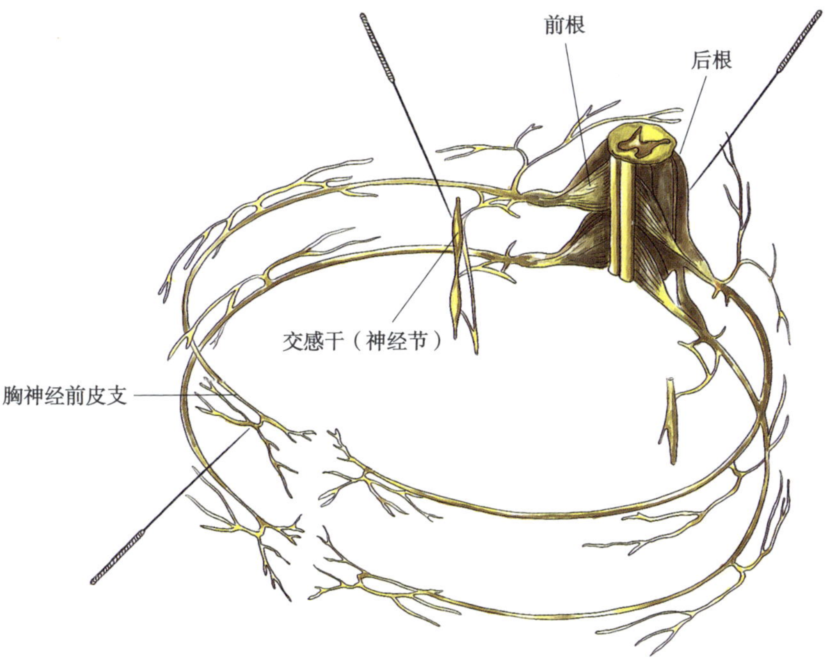


图7-6-1　背俞穴、腹募穴与脊神经的关系（冉大为绘制）

脊神经前支除分布于肋间的以外，其余的神经前支都先交织成丛再发出分支分布于所支配的区域。肋间神经走行于肋间隙中，共11对，走行于第12肋下缘称肋下神经。在腧穴学中，分布在腹部的募穴多治疗脏腑疾病。肋间和肋下神经分布的穴位和腹部募穴相对应。杜元灏翻译的《西方医学针刺》中认为，由于内脏属于腹侧结构，其位于背角的感觉网络与腹侧躯体（即腹壁的皮肤和肌肉）的联系可能比与背侧躯体（即脊椎和椎旁区的皮肤、肌肉和骨膜）的联系更紧密。即腹侧刺激可能对调节内脏感觉和活动有更好的效果。故腹部募穴在治疗内脏病方面的意义甚至可能超过背俞穴。

除针灸外，拔罐和揉腹对我们调理身体也有重要的作用，拔罐的主要部位是在背部，对应膀胱经一二侧线的交感神经，同样，揉腹及胸腹部正面的按摩，也可以看作是对肋间及肋下神经的刺激。拔罐或揉腹治疗内脏病的部分机制可能是通过对皮肤及肌肉的牵拉，改善交感神经的功能。

此外，交感神经的椎旁神经节以白交通支和灰交通支与脊神经的前支相连。灰交通支至脊神经的节后纤维，随脊神经分布到周围的器官，如至血管、皮肤的腺体、竖毛肌等。因此，我们同样可以通过针刺脊神经达到刺激交感神经的目的，如前文记述的颈浅丛神经的针刺等。

**（四）八髎穴**

说完了交感神经，我们看看副交感神经的针刺方法。副交感神经的针刺部位较少。交感神经的运动神经元在中间（$T_1$—$L_3$ 脊髓侧角），副交感神经的运动神经元在两头（$S_2$—$S_4$ 骶副交感核和脑干的一般内脏运动核）。我们可以从中医角度帮助理解，交感神经属阳，副交感神经属阴，正应“阴在内，阳之守也；阳在外，阴之使也”。副交感神经的运动神经元发出的纤维，分别经过盆神经（丛）和脑神经（动眼神经、面神经、舌咽神经和迷走神经）达到副交感神经节。盆神经可以通过八髎穴针刺，针灸人对此较为熟悉，不过多叙述。

**（五）蝶腭（翼腭）神经节**

位于颅部的副交感神经节有四个，分别是睫状神经节、下颌下神经节、蝶腭（翼腭）神经节和耳神经节，我们一般只能通过下关深刺法刺中蝶腭神经节，其余三个神经节难以针刺。具体方法参考前面的内容。

**（六）三叉神经**

三叉神经心脏反射（trigeminocardiac reflex，TCR）是一种常见的脑干反射，在眼科、颌面部、三叉神经节及神经外科相关手术中发生率较高，尤其在眼科手术中可达 90%，严重者可危及生命。三叉神经心脏反射是由三叉神经的感觉支作为传入神经，刺激后神经冲动经过三叉神经节至三叉神经感觉核，在感觉核团内通过核团内联络纤维与迷走神经的运动核相连，至副交感神经（传出神经），到最终的心脏等靶器官，导致心脏功能受抑制，从而表现为突发性血压下降和心率减慢，可伴有呼吸停止及胃肠活动增加等。眼心反射是最早发现、研究最多且发生率最高的一种三叉神经心脏反射分型。颌面部反射多发生于各种颌面部位手术中。这些反射在手术中出现会引起不良事件。但对于我们针灸人则是一种启示，包括头针疗法的机制也与三叉神经相关，可以通过刺激三叉神经来调整内脏功能，笔者在前面介绍过通过下关或外地仓针刺三叉神经的方法。

杜元灏教授在《脑病针灸治疗的病谱与策略思考》中指出，通过刺激三叉神经与蝶腭神经节改善脑循环、脑代谢。脑血管的感觉神经纤维主要来自三叉神经，P 物质和降钙素相关基因肽共存于感觉神经元中。三叉神经的三叉神经节节后神经纤维以骑跨方式包绕脑血管，其末梢可释放上述肽能神经递质，舒张脑血管，改善脑循环，被称为“三叉神经脑血管系统”。脑血管上的胆碱能神经来自蝶腭神经节，脑血管周围有丰富的血管活性肠肽（VIP），也来自蝶腭神经节，它们都对脑血管有舒张作用；免疫组化研究发现，VIP 神经元与皮层神经元和脑血管都有密切连接，使神经元活动、能量代谢与局部血流相匹配。蝶腭神经节节后神经纤维以骑跨的方式包绕脑血管，可释放肽能和胆碱能神经递质，舒张脑血管，改善脑循环，被称为“脑血管面部舒张中枢”。因此，在需要改善脑循环的情况下，可选择三叉神经区和蝶腭神经节。

### （七）迷走神经和舌咽神经

我们也可以在耳后翳风附近针刺迷走神经、舌咽神经，它们都含有副交感神经成分。迷走神经在颈、胸、腹均发出多个分支，支配颈部、胸腔内器官及腹腔内大部分脏器，通过传导器官和脏器的感觉冲动及控制心肌、平滑肌和腺体活动来调节循环、呼吸、消化三个系统。

舌咽神经的主要功能是传导来自舌后 1/3、软腭、咽的一般躯体感觉和特殊内脏感觉。一般内脏感觉纤维还收集颈动脉小球与颈动脉窦压力的感觉。位于颈动脉小球的化学感受器监测血液中氧和二氧化碳的浓度及酸碱水平，位于颈动脉窦内的压力感受器则监测动脉血压的变化。上述非意识性感觉通过舌咽神经的颈动脉窦支传导，该分支进入舌咽神经下节，该神经节发出的中枢突进入延髓在孤束中下行并与孤束核的中 1/3 部形成突轴联系。由孤束核发出的纤维与脑干网状结构和下丘脑进行广泛的联系，参与呼吸调节、血压控制及心功能等内脏反射。舌咽神经的一般内脏运动纤维分布还有分支至颈动脉小球和颈动脉窦，副交感节前纤维在颈动脉小球和颈动脉窦壁的副交感神经节形成突轴联系，节后纤维作用于颈动脉小球与颈动脉窦的血管，调节该血管的舒张。因此，除针刺颈动脉窦的人迎穴外，可以通过针刺舌咽神经调节颈动脉窦的血管来调节血压。

### （八）耳穴

耳穴和迷走神经密切相关，耳迷走神经作为迷走神经在体表的唯一分支，其传入神经纤维的中枢投射和颈部迷走神经的中枢投射一致，刺激迷走神经耳支同样能引起神经系统的激活。刺激外耳道或耳甲区激活迷走神经耳支，引起耳-心反射、耳-肺反射，在耳鼻喉科治疗中有很多冲洗外耳道过程中引起咳嗽的现象，还有心率、血压下降的现象。动物中还广泛存在耳-生殖器反射和耳-子宫现象，如猫在发情期会借用物体蹭耳朵。迷走神经耳支分布于外耳道及耳甲区，存在耳-迷走神经反射，这也是耳穴可以治疗内脏病的一个重要原因。

### （九）颈动脉鞘

颈动脉鞘上起自颅底，下续纵隔，是颈筋膜向两侧扩展，包绕颈总动脉、颈内动脉、颈内静脉和迷走神经等形成的筋膜鞘。鞘内有颈内静脉和迷走神经贯穿全长。在鞘的下部，颈总动脉位于后内侧，颈内静脉位于前外侧，迷走神经位于二者之间的后方；在鞘的上部，颈内动脉居前内侧，颈内静脉居后外侧，迷走神经居二者之间的后内方。我们可以通过针刺人迎、水突等位于颈总动脉附近的穴位以刺激颈动脉鞘。

### （十）其他体表刺激激活迷走神经

此外，在脊神经分布区域的穴位进行足够强度的刺激可间接激活迷走神经运动核，从而调节迷走神经的功能，不是所有针对体表腧穴的刺激都能刺激到迷走神经的相关结构进而发挥作用。朱兵等研究表明针刺远离胃神经支配区域的穴位（如动物后肢）可增加迷走神经活动促进胃运动；针刺与胃神经支配区域同节段区域的穴位（如腹部）可抑制胃运动，增加交感神经的活动，但具体的神经解剖学机制一直未被阐明。

### （十一）寰枕后膜和枕下肌群

脊髓动脉有两个来源，即椎动脉和节段性动脉。椎动脉发出脊髓前动脉、脊髓后动脉。脊髓后动脉供应脊髓后 1/3 部分，脊髓前动脉供应脊髓前 2/3 部分。而左右椎动脉均在颈根部发自锁骨下动脉，在第 6 至第 1 颈椎横突孔内上行，在寰椎横突孔上面弯向后内，绕过寰椎后弓，穿过寰枕后膜及硬脊膜经枕骨大孔入颅。寰枕后膜起自寰椎后弓上缘，向上附着于枕骨大孔后缘。寰枕后膜与寰椎后弓的椎动脉沟围成管状，有椎动脉和枕下神经通过。当颈椎病或椎骨间关系改变时，转头或过度后仰均可压迫椎动脉，从而影响脊髓的供血，长期可能会影响脊髓发出的神经的营养，甚至影响神经支配的脏器功能。

枕下肌群（或椎枕肌）深面紧邻着寰枕的后膜，如果枕下肌长期紧张和收缩，可能会造成寰枕后膜挛缩。寰枕后膜挛缩不仅会造成颈椎病，更会影响脊髓的供血，影响内脏功能。针刀医学很看重寰枕后膜和枕下肌群，可以通过松解四对八块枕下肌群（头后大直肌、头后小直肌、头上斜肌、头下斜肌），或者针刺相应穴位如风府、哑门、风池，改善枕下肌群功能或寰枕后膜挛缩状况，进而改善内脏功能。

**（十二）非针刺方法**

脑神经中的副交感神经除针刺以外，还可以通过其他方法进行影响。人体有 12 对脑神经，很多脑神经中有内脏感觉神经和内脏运动神经，因此有控制内脏运动的作用。如临床上常见的眼心反射，当眼球受压或眼肌被牵拉时受机械性刺激，引起迷走神经兴奋，导致脉搏变慢。眼心反射的反射弧为三叉神经眼支—三叉神经脑桥核—迷走神经背核—心肌。除眼睛外，头部很多结构受到刺激后都会对内脏运动造成影响。

迷走神经传入神经大部分投射到孤束核和网状结构核团，后间接投射到松果体，再到边缘系统和中缝核；或直接投射到下丘脑、丘脑、杏仁体、海马、扣带回、岛叶皮质和对侧大脑皮质感觉区。而嗅神经系统和边缘系统、迷走神经背核均有纤维联系。鼻和心脏直接存在鼻心反射的神经通路。同样，通过三叉神经的上颌支传入冲动，传出神经通过迷走神经影响心脏。嗅觉兴奋时可以促进胃肠道平滑肌蠕动，或因难闻气味引起恶心。所以可通过嗅神经调整内脏功能，如使用芳香疗法可以改善焦虑、助眠、调整内脏功能。其实中医很早就开始使用香囊等进行类似芳香疗法的治疗，笔者设想，我们可以通过熏香、香囊的方法改变诊室的气味，或者指导患者佩戴由不同药物制成、有针对性治疗意义的香囊，也许可改善患者的一些症状。

舌头和内脏有密切的联系，可以通过对舌头的牵拉改善内脏功能。《解剖列车》中提到，在人体肌筋膜系统中，“深前线”贯穿人体中心，深前线从舌头开始，连接心脏、肺脏、横膈膜、腹腔神经丛、腰肌、肚脐、骨盆底、大腿、小腿，直到脚趾。因此，中医通过舌诊来帮助了解脏腑功能是有一定解剖基础支持的。舌体本身也和性冲动相关。中国传统养生中也特别注意舌头的运动和位置，以达到健身祛病、延年益寿的目的。如导引和打坐中需要舌抵上颚；用舌头在口腔内搅动，将产生的唾液徐徐咽下，称为“赤龙搅海”。

腹式呼吸可以调理脏腑功能，导引或者气功强调调身、调息、调心的合一，即“三调合一”，而腹式呼吸是调息的重要方式。很多健身功法都强调腹式呼吸，习练者也得享高寿。

人体是非常复杂的，牵一发而动全身，内脏-体表相关也是普遍存在的，以上列举了相对比较直接的通过针刺和其他方法调整内脏神经系统的方法，供读者参考。

## 四、内脏病的治疗腧穴选择

下面对上述可治疗内脏病的穴位进行小结。

1. 耳穴（迷走神经耳支）；
2. 下关（蝶腭神经节、三叉神经半月节）；
3. 水沟、印堂等头面部其他腧穴（三叉神经）；
4. 翳风（迷走神经、面神经、舌咽神经）；
5. 人迎（颈动脉鞘、颈动脉窦、迷走神经）；
6. 天容（颈上神经节）；
7. 水突（接近星状神经节）；
8. 督脉穴、华佗夹脊穴、背俞穴、八髎穴（脊神经分支）；
9. 任脉穴，在胸腹部走行的肾经、胃经、脾经等穴位（脊神经分支）；
10. 秩边深刺（奇神经节）；
11. 风府、哑门、风池（寰枕后膜和枕下肌群）。

选穴可参考图 7-6-2、图 7-6-3。某个器官出了问题，可以通过针刺支配该器官的交感、副交感神经相关的腧穴进行治疗。这是针灸治疗内脏病的藏宝图。

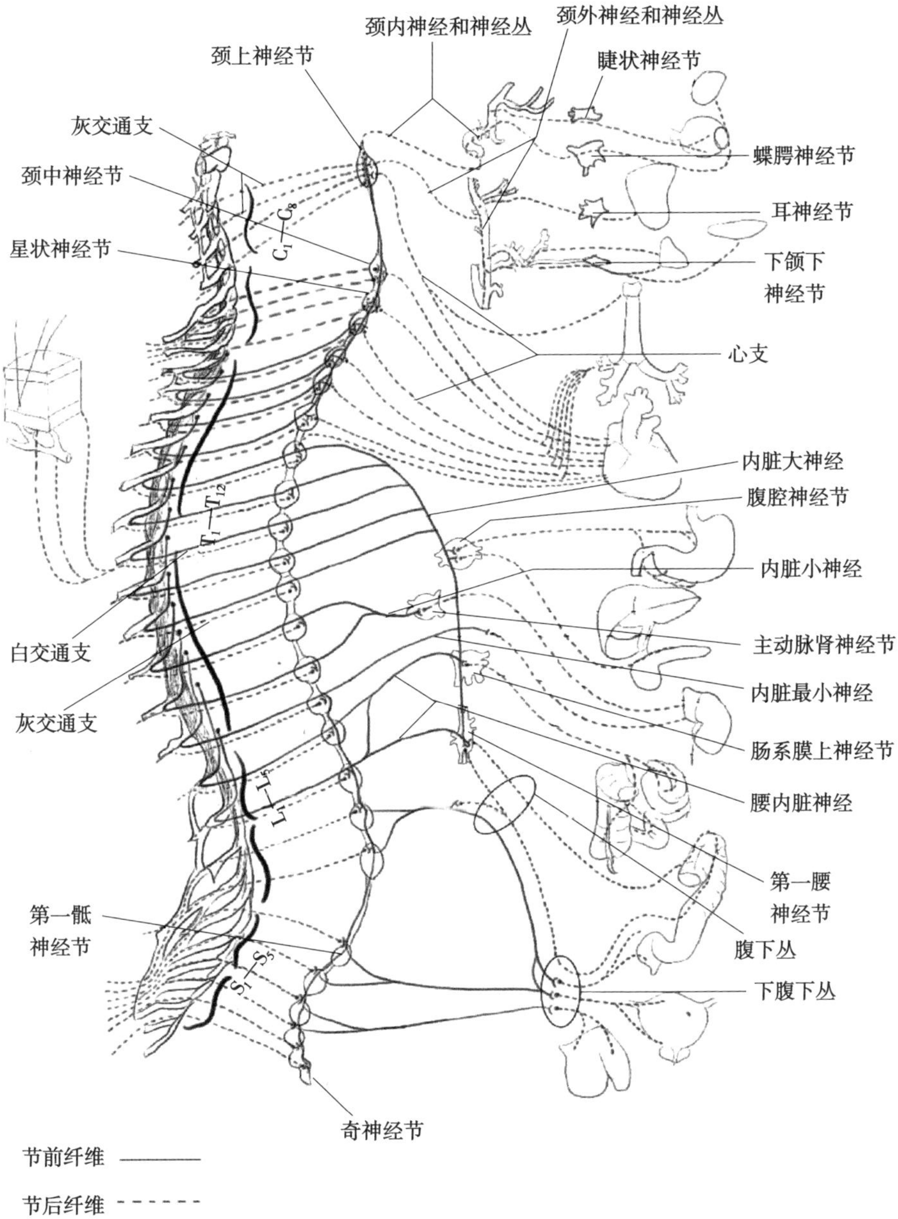


图 7-6-2　交感神经（彭甜甜绘制）

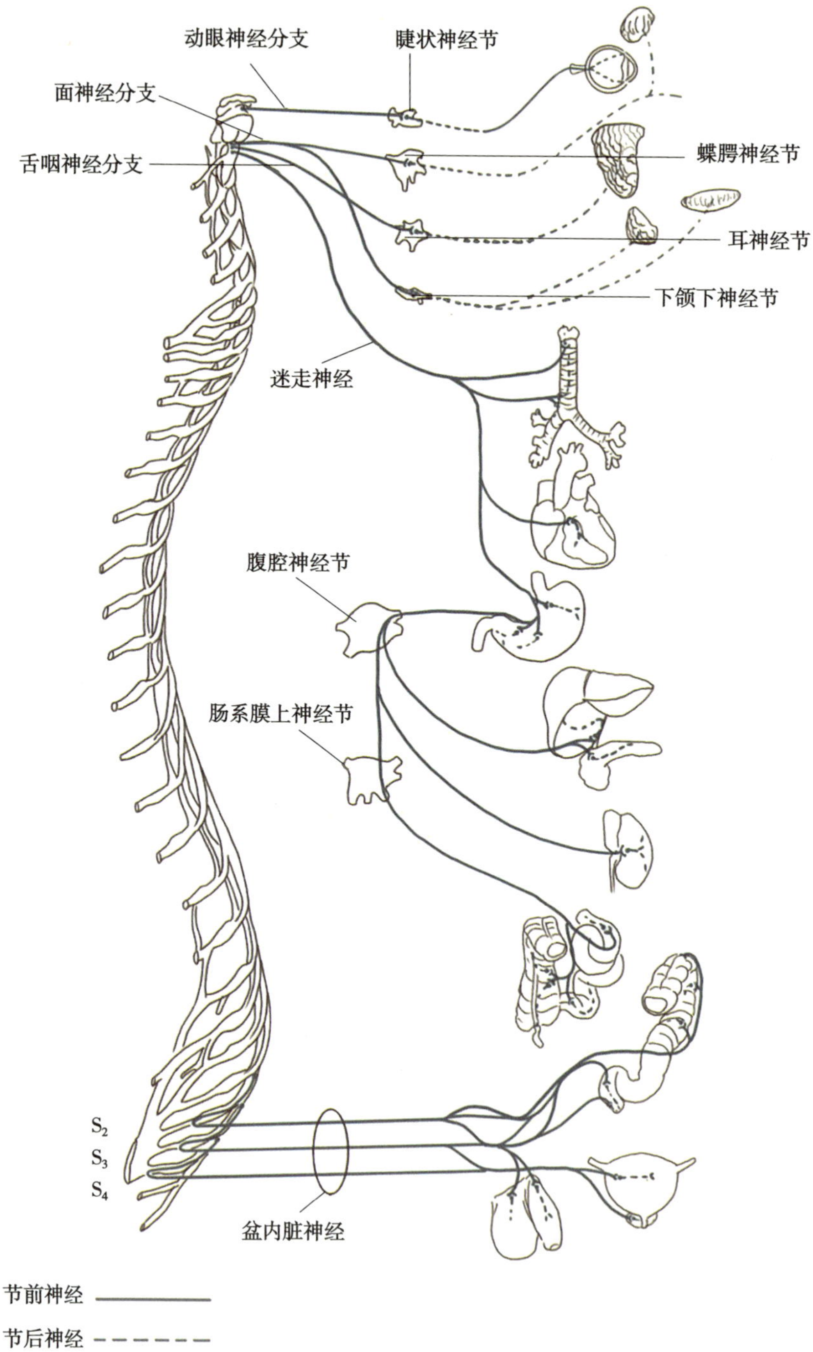


图 7-6-3　副交感神经（彭甜甜绘制）

如肺部或者支气管出现问题，如支气管哮喘、慢性阻塞性肺疾病，选穴思路如下。支配肺部和支气管的交感神经的运动神经元来自 $T_1$—$T_5$ 脊髓侧角，在颈上交感神经节、颈中交感神经节、星状神经节（颈下交感神经节）、$T_1$—$T_5$ 椎体前方的交感干换元后支配支气管和肺泡；副交感神经的运动神经元来自脑干的一般内脏运动核，通过迷走神经支配支气管和肺泡。因此，可以选择颈上交感神经节（天容）、星状神经节（水突）、$T_1$—$T_5$ 的背俞穴及夹脊穴（大杼、风门、肺俞、厥阴俞、心俞等）、迷走神经（翳风、人迎、耳穴）进行治疗。此外，可扎相应的脊神经前支在胸部的穴位，如第一组距离正中线 6 寸的肺经和脾经的云门、中府、周荣、胸乡、天溪，第二组距离正中线 4 寸的胃经的气户、库房、屋翳，第三组距离正中线 2 寸的肾经的俞府、彧中、神藏、灵墟、神封，或者选择任脉的天突、璇玑、华盖、紫宫、玉堂、膻中，督脉的大椎、身柱、神道。另外，鼻腔的传入神经通过三叉神经、舌咽神经引起气道反射，蝶腭神经节的副交感神经支配鼻黏膜，可再加三叉神经（下关、四白）、舌咽神经（翳风，前述迷走神经也可通过翳风，穴位相同但意义不同）、蝶腭神经节（下关）。上面提到的穴位不是必须全部选用，可选择安全性高的并且在腧穴角度上跟肺关系密切的穴位，以及肺经、肾经（入肺中）、胃经（循喉咙，入缺盆）、肝经（贯膈，上注肺）的穴位。

其他器官的选穴思路与之相似，都可以通过“藏宝图”上的连线进行选择。这样的选穴依据从中医、西医上都能讲通，开展的临床研究也更容易让人信服。

## 五、保险柜的钥匙会锁在保险柜里吗？

笔者曾思考过一个有意思的问题，笔者所工作的病房中很多患者都是脑血管病，脑血管病都会或多或少对脑组织造成损害，那如何更好地改善脑部功能？大脑通过神经系统管理全身，那么谁管理大脑呢，或者有和大脑并行的“脑子”吗？如果说人的中枢在大脑，那管理脑子的中枢还会在大脑吗？打个比方，我们如果把最重要的东西放进了保险柜，那肯定不会把保险柜的钥匙也放在保险柜里面，因此，从生物进化的角度看应该不会产生这样的结果。笔者个人倾向仍然是交感神经和副交感神经，通过脊髓侧角的交感神经和脑干发出的三叉神经来调节大脑，如三叉神经的脑膜支分布于硬脑膜。因此，头针起作用的机制可能是通过三叉神经对大脑调节。此外，肠神经系统是独立于中枢神经系统的另一套神经系统，又被称为肠脑，也是现在研究的热点。因此，笔者个人喜欢使用下关深刺法或外地仓法针刺三叉神经（见上篇部分），并进行背俞穴和募穴的针刺。针对自主神经的针刺在治疗内脏病中有重要的意义，希望今后能做更多探索。

### 六、SPARC 计划的挑战

2016 年 10 月美国国立卫生研究院（NIH）启动“刺激外周神经缓解疾病症状（SPARC）”计划，该计划希望开发新的神经刺激装置和刺激方案，旨在明确外周神经与相关器官的联系，通过对终末器官系统功能的精准神经控制来治疗疾病和病症，将外周刺激、神经系统与器官功能调控进行了因果关系的整合，本质上正是我国传统经络腧穴分布图的升级版。SPARC 计划投入大量资金，可以达到精准高效的调节，重在绘制出支配内脏的神经图谱，揭示调节内脏功能的神经编码。这一计划给我们针灸医生带来不小挑战，也对传统针灸研究形成倒逼之势，希望我们针灸医生继承传统理论并结合现代解剖知识，提高治疗内科病的临床疗效。正如刘存志教授在《美国 SPARC 计划对中医针灸研究的挑战与启发》一文中说的，“充分借鉴现代医学研究的技术手段，严谨而深刻地回答经络腧穴研究的科学问题，持之以恒地丰富和完善针灸腧穴现代医学理论，才是对我国针灸事业的最好继承。”

## 第七节 重视腧穴的局部治疗作用

李志道教授认为躯干部的腧穴以治疗该穴投影区内部的脏腑病为主，与腧穴的经属基本无关，位于躯干部的经穴共 121 个。逐个阅读《针灸甲乙经》在躯干部腧穴的主治病症可发现，这些腧穴的主治病症与他们的经属无关，基本上是由这些腧穴的位置决定的，即这些腧穴的内部是什么脏腑，就治疗什么脏腑的疾病。例如，足少阴肾经位于上腹部的腧穴基本上以治疗胃的疾患为主，位于胸部的腧穴以治疗心肺疾患为主，而不治疗肾的疾患。在《针灸甲乙经》卷三中，叙述腧穴的位置时，将每一条经的腧穴分成两种情况：四肢部的腧穴按经叙述，在头面、躯干部的腧穴按部叙述，即“头身分部，四肢分经”的铺陈顺序，而不是将每一条经的腧穴集中起来依次叙述。这种铺陈次序可能就是基于躯干部的腧穴只治疗相应的脏腑病，而与这些腧穴的经属无关。

阿是穴是“腧穴所在、主治所在”的典型代表，而且这是经络理论难以解释的。在《灵枢·经筋》篇中，治疗经筋病都是“以痛为输”，《灵枢·官针》篇中论述了多种刺法，但其刺激点有很多不在经穴或奇穴上，而是在病变部位。晋陈延之在《小品方》中指出，“但遂病所在便灸之”，为针灸治病的“良法”之一。在局部或反应点上施治可以治疗多种内脏病（如中风、痿证、痹证），多种疼痛（如扭伤、落枕、网球肘、腱鞘炎），多种皮肤科或外科疾病（如毛囊炎、寻常疣、痤疮、痔疮、痈疽），多种五官科疾病（如鼻炎、睑腺炎）等。特别是火针、皮肤针等技术，几乎就是靠的阿是穴，针刀单纯针刺阿是穴同样可以取得良好效果。其实，实际应用比这些还要多，从中可以看出在身体某一部位施治，都可以治疗这一部位的各种病症，有的还治疗远端或内脏病，不难看出腧穴的局部治疗作用有着十分重要的临床价值。

经络的横行说也是腧穴局部治疗作用的拓展。经络的横行说是指在人体内存在着一类从体表以矢状线或冠状线向中心垂直轴分布的经络。这类经络将体表与体内组织或体内脏腑横向地联系起来，起着运行气血、协调阴阳、传变病邪、反映病候的作用，也是腧穴局部治疗作用的体现。经络的横行说在病理、诊疗中的体现能验之临床，并且对于疾病的病理及诊断有着非常重要的意义。无论是从历代文献中，还是从生理功能、病理反应及诊断方面，都能够证明人体中确实存在着横向分布的经络。躯干部的腧穴治疗内脏病，头部腧穴治疗神志和五官病，也是通过横向分布的经络而实现的。这些横向分布的经络有多少，是大的经脉，还是小的络脉，古人无明确记载，我们尚难以肯定，也无法命名。贾海忠教授受“带脉”的启发，提出“纬脉理论”，并出版两本专著——《纬脉针灸特效疗法精要：疼痛篇》《纬脉针灸特效疗法精要：非疼痛篇》，认为带脉其实就是“胸 12 纬脉”，总结出 43 对纬脉，脑纬脉 12 对、颈纬脉 8 对、胸纬脉 12 对、腰纬脉 5 对、骶纬脉 5 对、尾纬脉 1 对，就是受神经节段支配规律的启发。如果换一套语言，在西方针刺医学中被称为节段性针刺，因为针刺与“目标”组织（也就是与患者主诉直接相关的组织或器官）位于同一脊神经支配区域内的躯体任何部位。大多数脊髓节段都与一个皮节（一个皮肤区域）、肌节（一个肌肉区域）、骨节（一个骨膜区域）和内脏节（一个脏器区域）相联系，这是基于它们由同一脊髓节段的共同神经所支配。只有在目标组织并不能直接进行针刺时，节段性针刺方法才有必要。因而治疗内脏病变时本方法最有意义，但是躯体的外周神经病变可能也需要采用这种方法，因为直接针刺局部区域会造成疼痛加重（杜元灏译《西方医学针刺》）。我认为这段话和贾海忠教授两本专著的内核几乎是一致的。

我上学的时候就对某条经的主治规律感到困惑，很多经脉的名称和主治联系并不紧密，如手阳明大肠经的主治并不主要是大肠，而足太阳膀胱经几乎能治疗全身疾病，也没特别凸显对“膀胱”的治疗作用。朱兵教授在《系统针灸学——复兴“体表医学”》中有一段非常重要的论述，值得针灸人认真思考，也是对我疑惑的解答。“在跨越神经节段不多且与靶器官神经节段相同的经脉，如肺经、心经和心包经（这些经脉循行线基本仅跨越2~3个神经节段）上的穴位对其相关联的靶器官可能具有相对一致性的效应（古今文献认识一致），而起始于足、沿下肢循行经过躯干上达头部、需要跨越十几个乃至所有皮节的经脉穴位（如膀胱经、胃经、肝经等），从来就没有人观察到过会出现近似一致的效应。”“经脉所过，主治所及”指的是经脉所有穴位的效应总和，强调的是经脉理论对临床选穴的总的指导意义，而不是说其中单个穴位具有如此繁杂的功能。

需要说明的是，腧穴的归经的重要性不言而喻，腧穴远治作用的规律是“经脉所过，主治所及”的体现，我也经常在治疗痛症的过程中根据腧穴的归经，选择疼痛点所在经络并离痛点较远的穴位进行针刺，同时嘱患者运动，取得良好效果（当然腧穴的远治作用部分可以用肌筋膜理论解释）。笔者只是在这里更加强调了腧穴的局部治疗作用的重要意义，特别是对于临床的指导意义，我个人可能片面地认为腧穴的局部治疗作用甚至超过了腧穴的归经意义。

## 第八节　对应取穴法只能治疗功能性疾病吗

很多人认为对应取穴治疗功能性疼痛效果较好，对于局部已经发生病理改变的疼痛疾病，因为“以痛止痛”，或者生理学“闸门学说”，可能即刻有效，但远期疗效往往不佳。我也一度持这种观点，所以一般治疗顺序是先远端对应取穴，然后针刀或针灸局部处理，最后指导患者进行功能锻炼。但后来临床上的一些病例让我对此产生怀疑。

通过临床实践发现，远部对应取穴，在治疗疼痛上也有一定的远期疗效。我列举四个例子。第一个是手-足对应的例子。笔者在援助雄安新区期间，同行的有一名中医骨科老师。他本身有比较严重的足跟痛，而自己作为骨科大夫，针灸、推拿、药浴、理疗等方法也都用过，虽然当时有一定效果，但之后仍然疼痛。有一次在吃饭之前我们聊起了对应取穴的问题，我说可以给您扎手上的穴位试试。取得同意之后我在他对侧手的掌根靠近大陵穴的部位，找压痛最明显的位置（高树中教授在《一针疗法》中也提到大陵治疗足跟痛），嘱其咳嗽并进针，他说感觉麻了一下，说明扎到正中神经。然后让这位老师跺脚，当时疼痛就大幅缓解。一周以后我说我再给您扎一次，他说不用了，因为不疼了。之后他又带着其他有足跟痛的老师找我扎针，此法屡试屡爽。在过后的四个月内，他基本没犯足跟痛，他觉得很惊讶。

第二个仍然是手-足对应的例子。我支援结束后回到单位针灸科，在门诊继续开设疼痛专病门诊，遇到一名 8 岁的小女孩，由妈妈陪着就诊。女孩上芭蕾舞的兴趣班，诉右侧跟腱及外踝附近疼痛，休息后会缓解，但女孩因为考级问题需要继续训练，而每当训练之后疼痛就加重，其母亲也含蓄表达出如果在局部扎针怕造成疼痛加重的担忧。女孩很懂事儿，表示可以接受针灸的疼。我跟其母亲说，我扎她手上试试，即使扎不好，对足部也没有影响。我选取左手腕骨和大陵附近的两处对应点，针刺后嘱女孩做踮脚尖和旋转的动作以活动脚踝，女孩当即表示疼痛明显减轻，大约减少了 60%。两个月后，女孩再次前来就诊，说上次治疗完以后疼痛一直没犯，但最近训练量加大，又隐隐出现疼痛，我用同前的治疗方法，效果又维持了较长时间。

第三个是个肩-髋对应的例子。有一个 28 岁的小伙子，因为打球导致左肩部疼痛。检查的时候发现痛点周围有很多火针的痕迹，他说火针和针刀都做了，但效果不理想，火针是一个很有名的医生做的，所以手法和操作肯定都很到位，于是我不在病患局部针刺，在他对侧的臀部找对应点，找到压痛最明显的地方进针，针后让患者活动肩膀，他说疼痛缓解了一半以上。一周后他再次过来找我，说疼痛总体情况缓解，想再次治疗。这次我有意对比局部针刺和远部对应取穴的效果，故在疼痛局部进行了针刀松解。第三次治疗的时候，他说第二次局部针刀治疗后疼痛仍较明显，不如第一次扎臀部管用，提示远部对应取穴效果有时不亚于针刀治疗。

最后一个例子仍然是肩-髋对应。患者是位 38 岁的女性，诉右侧髋关节和腿部疼痛，乳腺癌术后 1 年，PET-CT 证实广泛骨转移，特别是右髋部及右侧胫骨，这种疼痛不是剧烈的癌痛，而是如果卧位或者压迫的情况下出现疼痛，也没有按照止痛三阶梯原则规范治疗。我考虑到其局部骨质本身已经有问题，故未在局部予以针刺。我在患者左侧的肩部找对应点，只是这次治疗没有嘱患者活动，因为她活动起来非常困难。患者反馈，当天晚上疼痛不适明显减轻，睡眠特别好，后来多次继续治疗。

以上四个病例说明对应取穴并配合运动针法，不是我们想的那么简单的仅有即刻止痛的效应，其疗效是可以维持一段时间的。虽然病例有偶然因素，在临床中也出现过很多针刺对应点但效果不佳的情况。我一直在深深思考对应取穴的规律性，我甚至认为有时候对应点效果不好并不是方法的问题，而可能是我找的对应点位置不对。我习惯最多找两次对应点，因为在对应点针刺本身也会给患者造成疼痛。如果做了两次之后，患者疼痛并没有改善，再继续寻找，患者可能怕继续扎针而违心回答。

疼痛闸门学说理论本身并没有被完全证实，但确实有很强的指导意义。该理论认为，与疼痛相关的神经冲动的传导由脊髓灰质这一“闸门”机制调节，该机制受粗神经纤维和细神经纤维的活性平衡影响。细神经纤维促进传导过程（好比打开闸门），而粗神经纤维则抑制传导过程（好比关闭闸门）。同时，该理论认为决定疼痛的行为与体验特征的闸门机制受大脑内部过程调节。简单理解就是一处的感觉（包括疼痛）会减轻另一处的疼痛。但该理论不能完全解释对应取穴，因为对应取穴确实有穴位特异性。我在临床上经常遇到在一处针刺患者疼痛无明显缓解，但在同一块肌肉上距离 2cm 的地方针刺后疼痛大幅度缓解的情况。或者另一个角度考虑，如果真是因为“以痛止痛”或所谓的“疼痛转移”，那痛症我们都扎人中或者涌泉好了，这两处可能是最疼痛的穴位了，但靠这种方法止痛的结果可想而知，“以痛止痛”理论也是片面的。

当然，对应取穴的机制和胚胎发育过程、疼痛的闸门学说、肌筋膜学说，以及动态神经肌肉稳定技术（DNS）都有一定的关系，但这些理论都不能完全解释对应取穴，对应取穴非常值得深入探索。

## 第九节 剥橘子和人体瘢痕

我们先思考一个问题，假如我们剥一个橘子，大多数人是从橘子底部最凹陷的地方开始剥，因为底部凹陷橘皮跟其他地方的橘皮不太一样，皮最薄，而且这个地方的张力最大，花小的力气就可以剥开。如果把橘子看成人体的话，人体的肚脐仿佛橘子底部，人体的表面瘢痕也是一个区域内张力最大的地方，那我们在治病的时候是否可以先扎脐针或腹针，或是先处理人体的瘢痕，这样是否可以获得更好的疗效？

损伤后组织的自我修复要经过炎症反应期、细胞增殖分化期和组织修复重建期才能完成。在急性炎症反应期和细胞增殖分化期后，损伤处会产生肉芽组织，其成分为大量的成纤维细胞。这些细胞分泌原胶原蛋白，在局部形成胶原纤维，最终成纤维细胞转变为纤维细胞。随着胶原纤维大量增加，毛细血管和纤维细胞减少，随之肉芽组织变为致密的瘢痕组织。从病理学的角度看，瘢痕大都是结缔组织玻璃样变性。病变处呈半透明、灰白色，质坚韧，纤维细胞明显减少，胶原纤维组织增粗，甚至形成均匀一致的玻璃样物。当这种瘢痕没有影响到损伤组织本身或者损伤周围的组织、器官的功能时，它是人体的一种自我修复的过程。如果瘢痕过大、过多，造成了组织器官的功能障碍，使相关力学系统力平衡失调，从而成为一种病理因素，这时就需要针刀治疗了。

朱汉章教授提出人体的四大病理就是粘连、瘢痕、挛缩、堵塞。而它们本身也是程度轻重的关系，粘连和挛缩都是瘢痕的表现形式，如果粘连、瘢痕、挛缩使血管数量减少，局部供血不足，造成代谢产物堆积，最终将形成堵塞。所以，针刀疗法很多时候都是针对瘢痕进行处理，而且针刀本身就是处理瘢痕最好用的工具。

传统针灸对瘢痕的态度不如针刀那么“嫉恶如仇”，但临床上针对瘢痕的处理却可以取得良效，甚至是意想不到的效果，如对腹部瘢痕处理后缓解了便秘，有助于减肥，甚至可治疗顽固性腰痛。因此，针灸人完全可以借鉴针刀中关于瘢痕的认识和处理方法进行临床诊疗，而且针刺瘢痕是非常安全的，因为瘢痕内部极少有神经和血管。

针刀松解瘢痕时医生的针感是在松解一个韧性的组织的感觉，同时可听到“咯吱”的声响，患者的主要针感是疼痛，但是这种疼痛带有舒适感，很可能下次患者会主动提出再次松解瘢痕。注意：针刀松解的是瘢痕的周围组织，而不是直接切割瘢痕，因为瘢痕本身几乎没有血管和神经的分布，针刀切割后局部不会重建，而且患者会感到相当疼痛。毫针针对瘢痕主要是通过围刺的方法，同样，医生会感到明显的坚韧的抵抗感。

另外，脐针的特色之一是治疗内脏病，肚脐本身就是一处瘢痕，而且是人身上形成最早的瘢痕，这个瘢痕通过筋膜与腹部脏器发生一定联系，故可以治疗内脏疾病。关于瘢痕其实有很多内容，这里不再展开论述，只是提示读者，如果治疗疾病疗效不满意，可以评估一下患者身上的瘢痕（可以使用温哥华瘢痕评估量表），并可尝试通过针刀进行处理（0.40mm 规格针刀就可以），也许会取得一定疗效。

## 第十节　一 隅 之 见

1. 针灸产生的效果之一是由局部的急性炎症代替慢性炎症。针刺是伤害性刺激，会造成局部的急性炎症反应，但是这种急性炎症是可控的、在人体恢复范围之内的。针刺治疗中，刺激量的精准调控是取得疗效的重要因素，而针感则是判断和调节刺激量的重要依据。

2. 治疗软组织疼痛是对针灸大夫的基本要求（虽然基本但并不简单），治疗内科疾病是对针灸大夫的更高要求，治疗内科疾病需要建立在掌握精细解剖学和自主神经支配知识的扎实基础上。

3. 经络的实质更可能是已知结构的已知和未知功能的集合，作为针灸大夫，一定要对已知结构（肌肉起止点、神经分布）了然于胸。

4. 耳朵是迷走神经唯一分布在体表的结构，和其他微针疗法不同，有解剖学的支持。耳穴在内脏病诊断和治疗上有重要意义。

5. 对待传统理论的以下两种极端态度都是不可取的，一种是认为现代医学知识完全可以取代传统经络理论，另一种是只认可传统经络，不吸收现代研究进展。

6. 星状神经节阻滞可以治疗 120 种疾病，机制是让交感神经敏感性降低；气功、导引的核心是通过腹式呼吸提高副交感神经的兴奋性，从而调理身体、改善体质。针灸或中药治疗内科病的重要机制是调整交感神经和副交感神经之间的平衡。

7. 肌肉除了收缩的功能，还有拉伸的功能。收缩是阳，拉伸是阴。通过收缩可以增肌，人体形态更好看；拉伸能放松筋膜及内脏，调节自主神经，可以治病。

8. 针灸方面中西医理论认识最一致的地方可能在脊柱，在背俞穴，在腹募穴。

9. 如果让我只选择两条经脉来治疗疾病，我会选择足太阳膀胱经和足阳明胃经。其理由不仅仅是因为这两条经脉穴位多，这两条经脉可以治疗全身多个部位及不同脏腑的疾病，机制与神经节段分布密切相关。足太阳膀胱经不必多说，背俞穴的治疗范围极其广泛。足阳明胃经穴位有四白（三叉神经）、下关（三叉神经、蝶腭神经节）、人迎（迷走神经）、水突（星状神经节）、气户（臂丛神经）等，也发挥广泛的神经调节作用；足三里更是目前实验研究最多的穴位，几乎可以治疗所有系统的疾病；胃经的胸腹部的穴位同样符合神经节段支配的规律，而且和背俞穴分别位于脊神经前支和后支的支配区域内，共同治疗内脏病。而如果只能选择一个穴位，我会选择水突。

10. 人身上非常重要的两块肌肉是竖脊肌和膈肌，竖脊肌更多影响交感神经，而膈肌更多影响副交感神经。传统养生功法动功如易筋经、八段锦练的主要是脊柱，静功则更侧重激活膈肌后的呼吸运动，这是养生功法治疗疾病的出发点。我个人推崇的两种锻炼方式，一是爬行运动，二是腹式呼吸。一般除了严重的脊柱及关节病的患者外，大部分人群都可以进行这两种锻炼，强度可控且安全。我称其为“十”字锻炼法，“丨”代表脊柱，“一”代表膈肌，它们可通过爬行和腹式呼吸得到锻炼。

11. 希望针灸医生都能了解针刀疗法，即使临床不使用针刀，但运用针刀治疗的思路有时可以起到“降维打击”的效果。

12. 激痛点在解剖位置、临床主治、反映疾病等方面均与针灸的穴位有较多重叠，虽然国外创始人似乎有意回避这个问题。

13. 本书借鉴了很多神经阻滞的内容，个人认为神经阻滞对针灸有很大的帮助和启示。黄龙祥教授也提出“其实针灸学的土壤更适合包括神经阻滞疗法在内的很多西医技术的生长，当然，要想将这些西方技术融为己有，必须重构和完善好古典针灸学理论体系”。2000 年 7 月，英国医学会在《针灸疗效、安全性及实施》中指出，通过对大量针灸临床文献的回顾得出结论，安全性是针灸的最大优势之一，针刺过程中发生的绝大多数不良反应都是可逆的，且非致命性的。针灸比神经阻滞更加安全。如舌咽神经与迷走神经及副神经、颈静脉关系密切，行舌咽神经阻滞及损毁易引起心搏骤停、咽反射、吞咽困难、声带麻痹等并发症，而毫针或针刀则安全得多。“微针通其经脉，调其血气”，针灸是先辈留给我们同疾病斗争的宝贵武器，在“安全”的前提下我们可以发现更多调节机体功能的钥匙。

14. 针灸疗法是物理刺激，也会改变机体化学物质的分泌，如激活不同通路，改变离子通道的通透性，促使内分泌系统调节激素的分泌，在体内触发广谱反应。但是研究的重点还是应该放在物理刺激上。朱兵教授在《系统针灸学——复兴“体表医学”》一书中将针灸归于体表医学，在图书第一章就提到所有动物都有主动医治、调节自愈的本能，如无手动物会用啃咬、摩擦、舔舐的方法减轻痛苦甚至治疗疾病。人类因为有手，能通过按摩、刮痧、拔罐等方法将体表刺激发挥到最大，而毫针则将这种刺激体表的方法深入到体内，并且是相对安全和损伤最小的方式，我个人认为这也是毫针最神奇的地方。换句话说，针尖扎到哪里就能治哪里（虽然针尖扎不到大部分内脏，但可以扎支配内脏活动的自主神经）。现代医学已经发展到分子水平，用分子变化或分子机制间的调控关系解释疾病发生背后的生理、病理过程，用分子来解释疾病发生和进展的是主流的科研规律。针灸基础研究中的通路、分子固然重要，但是研究和总结针刺如何能安全扎到人体的不同解剖结构同样重要，或如关玲教授所言“重新审视针灸的作用部位”，因为这样更加宏观，受影响的因素更少。希望不要本末倒置，放大抓小。

# 后记



笔者的博士研究生导师杜元灏教授在《针灸疗法本质特征与治疗规律思考》中提出，针灸理论体系中经络学说的脏腑与中医脏象（藏象）的脏腑有很大区别。中医脏象学说中脏腑的概念实质上既有解剖学上的部分概念，更有中医思维下的功能性集合体的抽象概念，这种抽象的中医脏腑概念是古人对人体各系统生理功能、疾病状态的某种抽象性、模糊态、系统性归纳分类和临床治疗用药经验的归类、记忆的一种范式，脏象学说下的脏腑及其功能、病理征象不是解剖学实体脏器所能代替的，其重点在于说理，是指导中医临床诊断疾病和用药治病的思辨思维范式。经络学说则注重的是线性的体表-体表、体表-内脏的联系途径，在古代的经络循行路径和归属脏腑的标识中，可清楚地看出脏腑部位是明确的，与解剖学上实体的脏器高度一致，这可能是针灸可与现代医学融合的充分理由。这可能也是针灸理论体系与中医脏象中脏腑概念的最大区别。脏象学说中的脏腑概念对针灸疗法的指导意义并不太大，用其指导针灸临床是指导思想上的严重偏差。我们能否大胆地推理，针灸疗法更应该走自己的路，与现代解剖学、生理学接轨。

本书借助解剖和现代医学研究结果对传统针灸有一些新的解读，如果借助已有的理论和研究成果能更好地指导临床，我们就应该拿来使用。打个不恰当的比方，武术和中医都是中国的名片。曾几何时，一些外国人对中国人的印象就是会武术，能针灸。他山之石，可以攻玉，我们可以借鉴中国武术的现状和发展来思考传统针灸。首先，即使是当代传统武术的训练也借助了大量现代的体育训练方法和手段，而脱胎于传统武术的散打更是在搏击擂台赛中将很多传统武术高手击败，现在已经很少有官方的散打选手和民间高手之间的对抗比赛或节目（因为实在是无法对抗），我也相信确实有完全按照古代传统训练方法而不借助任何现代体育设施和训练体系培养出来的搏击高手，但他如果能借助一些现代训练手段可能取得更好的成绩。另一个让人惋惜的事实是中国的搏击在世界上取得的成绩相对较少，传统武术也很难与现代主流的搏击技术如综合格斗、泰拳对抗，相反，综合格斗却吸收了大量传统武术的精华。我真不希望未来出现传统针灸没落，被西方针刺医学所挑战的情形，而西方的干针疗法（Dry Needling）、类针灸的 SPARC 计划却因借鉴中国传统针灸技术得到了更好的发展。

本书的书名是《腧穴针感与临床》，“针感”是一个现代医学词，在动笔之初，我曾经考虑选用“得气”作为题目，但最终选择的还是针感，也是基于这方面的考虑。我希望通过对腧穴或针刺技术的另一种角度的解读，帮助大家提高一点点临床疗效，或多一个小小的思路理解针灸。书中很多观点过于片面或有争议，未必能够被大家所赞同，也希望得到大家的谅解和批评。

最后感谢所有参考文献的作者，纽约 TCM 论坛、关玲结构针灸论坛，谢谢你们给我带来的思考与启示。

# 参考文献


[1] NETTER F H. 奈特人体解剖学彩色图谱［M］.张卫光，译.北京：人民卫生出版社，2015.

[2] 中华医学会.临床技术操作规范：疼痛学分册［M］.北京：人民军医出版社，2004.

[3] 屈勇.实用神经干电刺激疗法［M］.北京：人民军医出版社，2008.

[4] 李仲廉，郑宝森，王子千.神经阻滞学：100 种神经阻滞术图解［M］.郑州：郑州大学出版社，2001.

[5] 孟庆云，柳顺锁，刘志双.神经阻滞学［M］.北京：人民卫生出版社，2003.

[6] HADZIC A. 外周神经阻滞与超声介入解剖［M］.李泉，译.北京：北京大学医学出版社，2016.

[7] OHSETO K，UCHINO H，LIDA H. 神经阻滞与疼痛介入治疗技术［M］.李永清，贾东林，张达颖，译.北京：北京大学医学出版社，2022.

[8] 陈德松.局部封闭［M］.上海：上海科学技术出版社，2009.

[9] 易秉瑛.针刀医学应用解剖［M］.北京：人民卫生出版社，2014.

[10] 朱秀峰.针刀医学临床精要［M］.北京：人民卫生出版社，2021.

[11] 黄龙祥.中国古典针灸学大纲［M］.北京：人民卫生出版社，2019.

[12] 徐高磊.筋膜点评估与解剖学分析［M］.郑州：郑州大学出版社，2020.

[13] 徐高磊.脊神经功能评估与解剖学分析［M］.郑州：郑州大学出版社，2020.

［14］徐高磊．内脏-躯体功能评估与解剖学分析［M］．郑州：郑州大学出版社，2021.
［15］关玲．结构针灸刺法经验［M］．北京：人民卫生出版社，2017.
［16］MYERS T W. 解剖列车：徒手与动作治疗的肌筋膜经线［M］．关玲，周维金，瓮长水，译．3 版．北京：北京科学技术出版社，2016.
［17］FILSHIE J，WHITE A，CUMMINGS M. 西方医学针刺［M］．杜元灏，译．北京：人民卫生出版社，2021.
［18］李志道，李平．腧穴明理与实践心得［M］．北京：人民卫生出版社，2018.
［19］朱兵．系统针灸学：复兴“体表医学”［M］．北京：人民卫生出版社，2015.
［20］李振全．滞动针疗法［M］．北京：中国中医药出版社，2016.
［21］齐永．脐针入门［M］．北京：人民卫生出版社，2015.
［22］薄智云．腹针疗法［M］．北京：中国中医药出版社，2012.
［23］符仲华．浮针医学纲要［M］．北京：人民卫生出版社，2016.
［24］梁繁荣，王华．针灸学［M］．北京：中国中医药出版社，2021.
［25］郭义，方剑乔．实验针灸学［M］．北京：中国中医药出版社，2012.
［26］李强，李迎红．图解穴位埋线疗法［M］．北京：中国医药科技出版社，2017.
［27］杨才德，高敬辉，刘文韬．埋线针刀治疗学［M］．北京：中国中医药出版社，2018.
［28］吴绪平．针刀医学［M］．北京：中国中医药出版社，2014.
［29］吴绪平．针刀美容整形外科学［M］．北京：中国中医药出版社，2012.
［30］范巨峰，杨蓉娅，李勤．埋线美容外科学［M］．北京：人民卫生出版社，2017.
［31］高树中．一针疗法［M］．济南：济南出版社，2006.
［32］高希言，张忆虹．张缙教授针灸医论医案选［M］．郑州：中原农民出版社，2017.
［33］贾海忠．纬脉针灸特效疗法精要：非疼痛篇［M］．北京：中国中医药出版社，2020.
［34］黄石玺．实用毫火针疗法［M］．北京：中国中医药出版社，2020.
［35］杨维杰．董氏奇穴治疗析要［M］．北京：人民卫生出版社，2018.
［36］中国针灸学会．中国针灸学学科史［M］．北京：中国科学技术出版社，2020.
［37］刘保延．针灸学学科发展报告（2013—2020）［M］．北京：人民卫生出版社，2022.
［38］刘存志．针灸研究的科学问题［M］．北京：人民卫生出版社，2022.
［39］和蕊，赵百孝．针感灸感及其感传机制的研究进展［J］．针刺研究，2019，44（4）：307-311.
［40］陈德成．针刺层次与针感的关系［J］．中国针灸，2017，37（11）：1219-1222.
［41］李孟汉，鲁海，杜元灏，等．近 10 年针刺手法量学研究进展［J］．针灸临床杂志，2020，36（11）：83-87.
［42］陆凤燕，陈安莉，张雯晰，等．针刺穴区不同组织结构对得气针感及穴区肌电的影响初

探［J］. 针刺研究，2021，46（2）：136-144.

［43］王克模 . 人体针感感受器及其电生理学特征［Z］. 西安：西安交通大学，2002-01-01.

［44］潘卫星 . 针灸的神经生物学机理［J］. 中华中医药杂志，2018，33（10）：4281-4297.

［45］王少白 . 再谈“糖针——舒适化针灸”［J］. 中医药导报，2022，28（1）：1-5.

［46］李孟汉，李志道，孟智宏 . 浅谈驾驭针感的要素及临床应用［J］. 中国针灸，2013，33（1）：43-45.

［47］LIU S B，WANG Z F，SU Y S，et al. A neuroanatomical basis for electroacupuncture to drive the vagal-adrenal axis［J］. Nature，2021，598（7882）：641-645.

［48］秦丽娟，付于，石学敏 . 针刺单穴治疗失眠伴轻度焦虑抑郁状态的临床观察［J］. 四川中医，2013，31（10）：133-134.

［49］王舒娅，王佳，刘坤，等 . 头针与脑联系的捷径通路［J］. 针刺研究，2020，45（12）：947-953.

［50］张路，房东亮，姜大魏，等 . 经颞下窝入路毫针盲刺蝶腭神经节可行性及安全性评估［J］. 中国针灸，2016，36（11）：1171-1176.

［51］李少源，荣培晶，张悦，等 . 基于耳穴迷走神经电刺激技术的“脑病耳治”思路与临床应用［J］. 中医杂志，2020，61（24）：2154-2158.

［52］李孟汉，杜元灏，李志道，等 . 基于尺肤诊的臂针理论构建［J］. 中华中医药杂志，2022，37（3）：1313-1315.

［53］李孟汉，冉大为，杜元灏，等 . 基于圆理论的对应取穴法探析［J］. 中华中医药杂志，2023，38（10）：4598-4602.

［54］曾沁，毛雪文，王世广，等 . 排刺胸锁乳突肌对周围性面瘫恢复期疗效的影响［J］. 中国针灸，2021，41（6）：589-592.

［55］李孟汉，王宇 . 水突埋线结合天突、扶突针刺治疗轻中度支气管哮喘 30 例［J］. 中国针灸，2022，42（9）：985-986.

［56］LI M，WANG S，GAO X. Acupuncture of the ganglion impar for primary dysmenorrhea［J］. Acupunct Med，2022，40（1）：101-102.

［57］李孟汉，杜元灏 . 针刺奇神经节治疗原发性痛经 36 例［J］. 中国针灸，2022，42（1）：33-34.

［58］李孟汉，鲁海，杜元灏，等 . 针刀结合醒脑开窍针刺法治疗脑梗死恢复期感觉障碍：随机对照研究［J］. 中国针灸，2021，41（1）：9-12.

［59］任秀梅 . 中医针灸哲学思想源起与辨思［J］. 中国针灸，2017，37（12）：1323-1327.

［60］李素云 . 民国《针灸杂志》“以西释中”理论现象探析［J］. 中国中医基础医学杂志，2015，21（2）：209-211.

[61] 李素云，赵京生. 西方“nerve”的译入及其对经络研究的影响探源 [J]. 中国针灸，2011，31（5）：462-466.

[62] 赵德宇. 日本近世洋学与明治现代化 [J]. 南开学报（哲学社会科学版），2010（3）：11-20.

[63] SUN Y J，LIU Y，LIU B Y，et al. Efficacy of acupuncture for chronic prostatitis/chronic pelvic pain syndrome：a randomized trial [J]. Ann Intern Med，2021，174（10）：1357-1366.

[64] 李孟汉，郭义. 穴位注射研究进展与展望 [J]. 针灸临床杂志，2010，26（10）：69-72.

[65] 李孟汉，郭茂娟，汤德安，等. 针刺手法对家兔穴区组织损伤的形态学观察 [J]. 天津中医药，2012，29（6）：548-551.

[66] 杜元灏. 从针灸疗法临床思维的多态性看针灸理论的多样性与重构 [J]. 中国针灸，2018，38（7）：773-777.

[67] LIU B L，QIAO L N，LIU K，et al. Molecular and neural basis of pleasant touch sensation [J]. Science，2022，376（6592）：483-491.

[68] 李孟汉. 脑血管病意识障碍案 [J]. 中国针灸，2020，40（3）：342.

[69] 章瑛，周锦财，周江南. 腰三横突综合征的同根神经反射现象 [J]. 颈腰痛杂志，2002（1）：6-8.

[70] 李孟汉. 后交通动脉瘤栓塞术后动眼神经麻痹案 [J]. 中国针灸，2020，40（7）：791-792.

[71] 李孟汉，张元，冉大为，等. 一次性使用自毁式无菌套管针灸针的设计与应用 [J]. 中国针灸，2024，44（7）：856-858.

[72] 马思明，杨娜娜，范浩，等. 美国 SPARC 计划对中医针灸研究的挑战与启发 [J]. 中国针灸，2020，40（4）：439-442，444.

[73] 杜元灏. 针灸疗法本质特征与治疗规律思考 [J]. 中国针灸，2018，38（6）：650-654.

[74] 杜元灏. 脑病针灸治疗的病谱与策略思考 [J]. 中国针灸，2024，44（4）：367-371.

[75] 杜元灏. 范式转移下的针灸临床研究思考 [J]. 北京中医药大学学报，2024，47（2）：161-167.

[76] 杜元灏. 现代科学视角下的腧穴多态性解析 [J]. 中华针灸电子杂志，2023，12（2）：45-49.

[77] 王晓宇，于清泉，何伟，等. 从“分子药”到“电子药”：SPARC 计划和针刺研究 [J]. 针刺研究，2019，44（3）：157-160，175.

[78] 王东，杨爱国. 针刺天柱穴对血瘀型腰椎间盘突出症疼痛的疗效 [J]. 中国康复理论与实践，2016，22（7）：830-833.

[79] 薄智云. 针刺天柱穴治疗跟腱挫伤 [J]. 上海针灸杂志，1986（2）：29.